기적의
효소

吃對酵素

作者：江晃榮

Copyright ⓒ 2013 by 遠足文化事業股份有限公司 /方舟文化

All rights reserved.

Korean Translation Copyright ⓒ 2020 by Taein Publishing Co.

Korean edition published by arrangement with 遠足文化事業股份有限公司 /方舟文化

through EntersKorea Co., Ltd, Seoul.

이 책의 한국어판 저작권은 (주)엔터스코리아를 통한

대만의 遠足文化事業股份有限公司 /方舟文化 와의 계약으로 태인문화사가 소유합니다.

신 저작권법에 의하여 한국 내에서 보호를 받는 저작물이므로 무단전재와 무단복제를 금합니다.

기적의 효소

Enzyme smart eating

초판 1쇄 인쇄 2020년 4월 25일

초판 1쇄 발행 2020년 4월 30일

지은이 장황롱

옮긴이 김경숙

펴낸이 인창수

펴낸곳 태인문화사

디자인 김민정

신고번호 제10-962호(1994년 4월 12일)

주소 서울시 마포구 독막로 28길 34

전화 02-704-5736

팩스 02-324-5736

이메일 taeinbooks@naver.com

ISBN 978-89-85817-81-3 (13510)

ⓒ 장황롱, 2020

· 이 도서의 국립중앙도서관 출판예정도서목록(CIP)은 서지정보유통지원시스템 홈페이지
(http://seoji.nl.go.kr)와 국가자료종합목록 구축시스템(http://kolis-net.nl.go.kr)에서
이용하실 수 있습니다.(CIP제어번호: CIP2020012007)

기적의

Enzyme smart eating

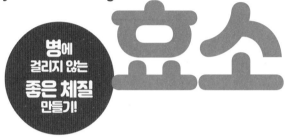

병에
걸리지 않는
좋은 체질
만들기!

효소

생화학박사 **장황룽** 지음 | **김경숙** 옮김

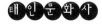

태인문화사

차례

우리의 몸이 에너지를 발휘하도록 건강한 체질을 만들어 주는 효소

대부분의 사람들은 효소라는 말을 들어본 적이 있을 것이다. 그러나 많은 사람들이 효소, 효모와 발효를 같은 것으로 생각하며, 효소에 대해 잘 알지 못하거나 심지어는 잘못 알고 있기도 한다. 여기서는 효소를 이해하기 위해 먼저 효소의 본질부터 이야기하겠다.

건강과 장수를 도와주는 효소

제 2 장

효소는 생명을 유지하는 데 매우 중요한 물질이므로 효소가 없으면 생명도 없다. 효소는 모든 생명체의 체내에 존재하는 물질로, 신체의 정상적인 기능 유지와 음식물의 소화, 조직의 재생에 반드시 필요하다.

우리를 괴롭히는 질병을
근본적으로 치료해 주는 효소

인류의 수명은 체내 효소의 함량과 밀접한 관계가 있다. 우리 몸의 효소 저장량과 에너지는 정비례한다. 나이가 들어갈수록 효소는 조금씩 감소하게 되는데 효소의 함량이 신진대사의 요구를 충족할 수 없는 수준까지 감소하면 사람은 사망하게 된다. 만성적인 질병을 가진 환자나 노인은 체내 효소 함량이 낮다.

환자를 철인으로 만드는 분자교정의학

분자교정의학이란 무엇인가? 바로 세포의 정상적인 대사에 필요한 물질인 영양소를 보충 및 조절하고, 우리 몸속의 산소 농도의 변화를 이용해 체내의 균형과 정신의 안정을 유지하는 것이다. 이를 통해 인체의 자연치유력을 높이고, 질병을 예방하고 치료할 수 있다.

약이나 주사가 아닌 먹을거리를 통해 자연스럽게 향상되는 면역력

제5장

많은 사람이 스스로 평소 영양을 균형 있게 섭취하고, 자주 운동을 하고, 잠도 충분히 자고 있다고 생각한다. 그러나 여전히 피로를 느끼고, 기력이 없고, 몸이 좋지 않은 이유는 무엇일까? 서양 의학의 진단이나 조사로도 그 원인을 찾을 수 없을 때는 식습관을 바꾸어보는 편이 좋다. 생식을 하거나 가공 과정이 비교적 적은 식품을 먹어보는 것이다. 그 이유는 조리된 식품 속에는 이미 효소가 파괴되어 있어 건강과 미용에 도움이 되는 식품을 섭취할 수 없기 때문이다.

제6장

일생생활에서 깨닫게 되는 효소의 진상

효소는 우리의 일상생활과 큰 관련이 있지만 우리는 이를 깨닫지 못하고 있다. 사실 효소는 의학, 식품, 공업, 농업 및 환경 영역에서 광범위하게 이용되고 있다.

암과 피로를 퇴치하는
간단한 효소 만들기

현재 시중에는 수많은 액체 상태의 종합 식물, 과채 효소 제품이 판매되고 있는데
이는 간편하게 사용할 수 있을 뿐더러 체력을 보충하고 질병을 치료하는 데 매우 효
과적이어서 큰 환영을 받고 있다. 그러나 효소는 직접 만들 수 있으므로 이번 파트
에서는 천연 효소를 만드는 비결을 공개하고자 한다.

신기한 효소,
우선 그 속에 숨겨진 비밀을
파헤쳐 보자

Q1 노인들은 소화불량에 자주 걸리기 때문에 효소를 보충해 주어야 한다
는데 과연 사실인가?

A 그렇다. 천연 음식물에는 수많은 영양성분이 있다. 인체가
음식물에 함유된 영양소를 흡수하고 이용하려면 소화 효소가
쉽게 작용할 수 있도록 우선 저작(咀嚼) 과정을 통해 음식물을
잘게 부수어야 한다.

모든 효소는 단백질로 구성되어 있어 고온으로 조리하면
효소의 활성이 파괴되어 원래의 기능을 잃기 쉽다. 사람은 음
식을 익혀 먹는 습관 때문에 음식물에 함유된 효소를 이용하
지 못하므로 우리 몸에서 소화 효소를 분비해야 한다. 그러
나 나이가 들어가면서 이러한 효소 분비 능력이 점차 감소하
므로 수많은 노인들에게 소화계통의 문제가 발생하게 된다.

이때 채소나 과일을 생으로 많이 먹으면 탄수화물, 비타민, 미네랄은 물론 효소도 보충되므로 신체의 부담을 줄일 수 있다.

Q2 프로테아제란 무엇인가? '파파야 효소'와 '파인애플 효소'는 모두 프로테아제라 할 수 있는가?

A 3대 영양소를 분해하는 효소 중에서 '프로테아제'는 사람들이 가장 중요하게 생각하는 효소다. 우리가 먹은 닭가슴살이나 달걀이 직접적으로 우리 몸의 근육을 구성하는 것은 아니다. 단백질은 소화와 분해를 거쳐 아미노산이 되어 우리 몸속에서 재구성된다. 프로테아제는 단백질을 자르는 칼이나 마찬가지다. 마치 우리가 스테이크를 먹을 때 칼로 고기를 썰어야 하는 것처럼 프로테아제는 단백질을 우리가 흡수할 수 있는 작은 분자로 분해한다.

주위에서 자주 볼 수 있는 파파야와 파인애플에는 프로테아제가 풍부하게 함유되어 있다. 그러나 우리가 매끼마다 파파야와 파인애플을 섭취할 수는 없으므로 이를 대체하기 위해 '파파야 효소', '파인애플 효소'가 상품으로 제조된 것이다.

Q3 만약 멀티 효소를 보충하려면 어떤 것을 골라야 하는가?

A 멀티 효소 제품에는 3대 영양소인 단백질, 탄수화물, 지방을 분해하는 효소가 함유되어 있어야 한다. 일반적인 경우, 건

강을 위한다면 기타 효소(예를 들어 항산화 효소)가 들어 있는 제품을 선택하는 것이 가장 좋다. 발효공업이 발달한 일본과 대만에는 액체 상태의 멀티 효소 제품이 출시되어 있는데 이는 간편하게 사용할 수 있을 뿐더러 체력을 보충하고 질병을 치료하는 데 매우 효과적이다.

단일 효소를 복용하는 것만으로는 각종 음식물을 분해하는 데 필요한 효소를 보완할 수 없다. 그러므로 반드시 다양한 원료를 사용해 각종 효소가 함유된 멀티 효소 제품을 복용해야 한다. 시중에 판매되는 효소 제품의 원료는 다음과 같다.

채소와 과일 위주로, 한방 약초는 보조로

한방 약초 : 참마, 노회, 연밥, 당귀, 하수오, 토인삼, 락규, 감초, 구기자, 쑥, 민들레, 도깨비바늘, 금유구, 오행초, 명일엽, 생강, 밀싹, 감제풀, 백합, 칠엽담, 백포도주덩굴, 어성초, 파출리, 가시오갈피, 서양 인삼, 가시비름, 진주채, 야감초, 괭이밥, 흰목이, 갈근, 금선란, 백학영지, 계지, 목초, 황기, 물머위, 까마중, 모시풀, 도꼬마리, 오엽송 등

과일 : 사과, 배, 리치, 오렌지, 바나나, 파인애플, 파파야, 구아바, 레몬, 매실, 자두, 자몽, 수밀도, 용안, 망고, 비파, 포도, 패션프루츠, 유자, 단감, 복숭아, 아보카도, 용과, 키위 등

잎채소 : 시금치, 양배추, 갓, 동갓, 청경채, 양배추, 유채, 홍
봉채(紅鳳菜), 고구마잎, 왕고들빼기, 비름

뿌리채소 : 당근, 무, 우엉, 고구마, 감자, 히카마

줄기채소 : 그린 아스파라거스, 화이트 아스파라거스, 효백순
(筊白筍), 미나리, 공심채, 샐러리

꽃채소 : 콜리플라워, 브로콜리

과채류 : 파프리카, 피망

싹채소 : 완두콩나물, 숙주나물, 콩나물, 방울양배추, 무순

박과 : 수세미외, 동과, 오이, 호박, 여주, 수박, 참외, 멜론

콩류 : 리마콩, 강낭콩

버섯류 : 표고버섯, 풀버섯, 양송이, 팽이버섯, 목이버섯, 흰목
이버섯

해조류 : 김, 다시마

Q4 유기농 생식은 효소를 섭취하는 가장 좋은 방법인가?

A 유기농 생식이란 농약, 화학비료, 화학첨가물, 방부제 처리
를 거친 식품이나 오염된 천연식품을 지양하고 조리를 거치
지 않은 식품과 신선한 동식물 위주로 섭취하는 식생활을
의미한다. 음식을 섭취하는 방식에 따라 완전 유기농 생식,
부분 유기농 생식, 절충식 유기농 생식, 이렇게 세 종류로 나
뉜다.

'완전 유기농 생식'은 적어도 50퍼센트의 음식을 생으로 먹

되 완전한 채식을 강조한다. 즉 일상생활에서 알류, 유제품을 포함한 조류, 가축, 어류 등의 육류의 섭취를 배제하는 것이다. '완전 유기농 생식'의 주요 목적은 효소 안에 포함된 영양소의 흡수를 증가시켜 체내의 독소를 제거하고 더 나아가 병을 치료하는 효과를 얻는 것이다. 심지어 단식요법을 치료 과정의 일부분으로 여겨 독소를 배출하는 효과를 강화시키기도 한다.

'부분 유기농 생식' 또한 완전 유기농 생식에 의의를 두기 때문에 완전한 채식을 채택한다. 그러나 모든 식품을 생으로 먹는 것을 강조하지는 않는다.

'절충식 유기농 생식'은 오염되지 않은 동식물성 식품을 선택해 섭취하는 방식으로, 채식을 강조하지 않고 심해어나 소량의 유기농 백색육, 유기농 달걀 혹은 유제품을 병용해 섭취한다. 또한 조리할 때 사용하는 기름의 양을 줄이기 위해 튀긴 음식, 기름에 지진 음식 혹은 기름을 넣은 반죽 등의 조리 방식을 피하고 찌거나 끓이기 혹은 무침 등의 방식으로 대체한다.

유기농 생식이 질병을 치료할 수 있다는 과학적인 임상 증거는 아직 없다. 과학적인 증거를 확보하려면 같은 시기에 암 혹은 기타 동일한 질병이 있는 실험 참여자로 구성된 그룹을 최소한 둘 이상 구성해야 한다. 그런 다음 두 그룹 중 한 그룹은 유기농 생식을 하고 다른 그룹은 일반적인 음식을 섭취하게 하여 이를 일정 기간 동안 관찰한 후 종양의 크기, 혈액 수치 혹은 면역기능 등의 차이를 비교하는 것이다.

그러나 이러한 인체 실험을 진행하는 것은 매우 어렵다. 실험 기간 동안 다른 의료 행위를 중지해야 유기농 생식이 진정한 효과가 있는지를 증명할 수 있기 때문이다. 게다가 복제인간으로 대조 실험을 하지 않는 이상 완벽하게 같은 조건을 충족하는 피실험자를 확보할 수 없으므로 실험의 정확성을 보장하기도 어렵다.

유기농 생식을 실천하는 사람들이 생식을 강조하는 논리는 음식물 속에 다량의 효소와 아미노산이 함유되어 있다는 사실에 근거한다. 확실히 효소는 인체의 신진대사가 이루어지는 데 꼭 필요하고 아미노산은 인체를 구성하는 세포 성분 중의 하나다. 생식을 하면 효소와 아미노산을 100퍼센트 흡수할 수 있지만 익혀서 섭취하면 음식물 속의 영양소가 파괴되는 것도 사실이다.

Q5 **단백질 음식을 먹을 때 생식을 하는 것이 더 좋은가?**

A 사실 단백질은 적절하게 가열해서 섭취하면 소화가 촉진되지만 과도하게 가열하면 오히려 소화하기 힘들어진다. 그러므로 적당한 가열을 거친 식품을 섭취하는 것이 오히려 단백질의 소화 흡수에 유리하다. 또한 효소의 본질은 단백질이므로 식품 속에 들어 있는 효소는 단백질과 마찬가지로 반드시 가

수분해를 거쳐야만 펩티드와 아미노산으로 분해되어 비로소 장에서 흡수된다.

우리 몸은 흡수된 아미노산을 이용해 신체에 필요한 효소와 단백질을 합성한다. 만약 우리 몸이 소화나 가수분해를 거치지 않은 단백질을 직접적으로 흡수한다면 과민반응이 나타날 것이다. 그러나 단백질 식품을 가열하면 그 속에 들어 있는 효소가 파괴되므로 단백질을 분해할 수 있는 효소를 따로 보충해 주면 소화에 훨씬 도움이 된다.

Q6 유기농 생식의 단점은? 주의할 점은 무엇인가?

A 콩류에는 트립신을 억제하는 성분과 혈구응집소가 들어 있다. 그래서 만약 콩류를 날로 섭취하면 소장에서의 트립신 기능에 지장이 생겨서 단백질 소화 능력이 떨어진다. 또한 혈구응집소는 적혈구를 파괴해 혈구의 산소 운반 능력을 떨어지게 만든다. 그러나 콩류를 가열하면 그 과정에서 이러한 두 가지 성분이 파괴되고 콩류 단백질의 이용률이 높아진다. 그러므로 생식을 한다고 해서 더 풍부한 영양소를 얻는다고 할 수는 없다.

생식의 또 다른 잠재적인 문제점은 식물을 재배할 때 농약을 사용하지 않으므로 기생충이나 벌레의 알이 식물체 속에 숨어 있을 수 있다는 것이다. 만약 깨끗이 씻지 않고 생식을 하면 가볍게는 발열, 오심, 구토 증상이 나타날 수 있으며 심

22

각하게는 신경계통에 영향을 끼치고 심지어는 위장의 천공을 야기하기도 한다. 때로는 회충이 장 속에 기생할 수도 있다.

채소와 과일에는 비타민E, 베타카로틴, 리코펜 등 천연 항산화제가 다량 함유되어 있다. 이러한 항산화제는 지용성에 속하므로 소량의 기름이 있어야 흡수율이 수배 가량 높아진다. 그러므로 기름으로 조리하지 않고 생식만 하면 오히려 항산화제의 흡수율이 상당히 제한된다.

어떠한 동물성 식품도 섭취하지 않는 완벽한 채식주의자는 채소, 과일, 곡류만 섭취하므로 단백질 결핍을 일으킬 수 있다. 혹은 섭취한 단백질에 함유된 아미노산의 비율이 고르지 못해 단백질의 이용률이 떨어진다. 실제로 암 환자들이 부적절한 유기농 생식 탓에 면역력이 떨어져 쉽게 감염되는 것을 임상에서 볼 수 있다.

체력과 면역력이 떨어진 환자들은 정상적인 치료를 지속적으로 받을 수 없게 된다. 또한 우유나 유제품을 섭취하지 않으면 '칼슘' 섭취량이 매일 1000밀리그램의 기준에 달하지 못한다. 비타민B12는 오로지 동물성 식품에만 존재하기 때문에 완벽한 채식주의자는 음식을 통해 권장량을 충분히 섭취할 수 없다. 그러므로 오랜 기간 채식을 하는 사람들은 주사를 맞아 비타민B12를 정기적으로 보충해 주어야 한다.

또한 유기농 생식을 하면 높은 섬유질을 함유한 채소와 과일, 콩류 및 잡곡을 섭취하는데, 섬유질이 높은 음식은 위장의 연동운동을 촉진시키고 대장암과 만성질환을 예방한다.

그러나 섬유질은 장에서 수분을 흡수해 팽창하므로 소화기관 수술을 받았거나 위장기능이 좋지 못한 사람에게는 복부팽만, 가스로 인한 거북함 등의 현상이 나타날 수 있다. 또한 섬유질을 과다하게 섭취하면 음식물에 들어 있는 칼슘, 철분 및 기타 미네랄의 흡수를 방해하므로 빈혈이나 골다공증이 있는 사람, 철분제, 칼슘 정제 혹은 기타 미네랄 보충제를 복용하고 있는 사람이 섬유소를 대량으로 섭취하는 것은 좋지 않다.

Q7 에너지 주스로 채소와 과일의 영양소를 얼마나 보충할 수 있으며, 이 방법은 모든 사람에게 적합한가?

A 유기농 생식은 에너지 주스, 회춘수(소맥 효소. 제7장 간편하고 안심되는 천연 효소 DIY에 만드는 방법이 소개되어 있음) 및 기타 다양한 종류의 과일채소 주스를 마실 것을 특별히 강조한다. 그러나 만성신장쇠약이나 및 신장기능의 이상으로 투석치료를 받는 사람은 수분과 칼륨이 다량 함유된 과일채소 주스를 마시면 수분이 체내에 머무르게 되어 투석치료 효과에 영향을 줄 수 있다. 심지어 부정맥이 일어나 생명이 위험해질 수도 있다. 또한 신장쇠약 환자들은 음식물에 함유된 인의 흡수율을 낮추기 위해 칼슘 정제를 복용해야 하는데 곡물, 견과류, 콩류 및 효모에는 인이 많이 함유되어 있으므로 신성골이영양증을

일으킬 수 있다.

심장이 쇠약한 사람, 혈액순환이 나쁘거나 간경화로 복수가 찬 사람의 경우, 치료에 이뇨제를 사용하므로 수분 섭취에 더더욱 주의를 기울여야 한다. 치료에 영향을 끼칠 정도로 에너지 주스 혹은 기타 과일채소 주스를 대량 섭취해서는 안 된다. 유기농 생식에서 자주 사용하는 재료인 알팔파에 함유된 대두 아미노산은 적혈구의 파괴를 촉진시켜 빈혈을 발생시키고, 자가면역질환인 홍반성 낭창을 앓고 있는 환자의 잠재적 문제를 가중시킨다.

Q8 유기농 생식을 어떻게 배합하는 것이 몸에 가장 좋은가?

A '절충식 유기농 생식'은 매주 적어도 세 차례 어류를 섭취하며 그밖에도 유기농 달걀, 유기농 육류, 유제품을 섭취한다. 이때는 반드시 백색육을 선택하며 돼지고기, 소고기, 양고기, 이렇게 세 종류의 적색육은 섭취하지 않는다. 또한 올리브유, 카놀라유 혹은 차유를 조리용 기름으로 사용한다. 튀김, 부침 기름을 넣은 반죽은 사용하지 않는다.

또한 매일 적어도 두 차례 과일을 먹고, 세 종류 이상의 과일이나 채소를 섭취하며, 정백미 혹은 흰 밀가루 빵은 잡곡으로 대체한다. 만약 완전한 채식주의자라면 반드시 다양한 음식을 섭취해 영양 불균형을 방지해야 하고 매 끼니마다 반드시 오곡과 콩류를 포함시켜야 한다. 그 이유는 곡류에는 아미노산이 부족하고, 콩류에는 메티오닌과 시스틴이 부족한데 두 식품을 동시에 섭취하면 상호보완적인 기능을 하기 때문이다. 그밖에도 매주 네 차례에서 여섯 차례 정도 견과류를 섭취해서 단백질 및 단일 불포화지방산을 보충한다. 음식에 효모를 첨가하면 비타민B군을 보충할 수 있다.

모든 일에는 양면성이 있다. 효소를 보충한다는 면에서 보면 확실히 생식은 가장 유리한 방법이지만 그 부작용에도 반드시 주의해야 한다.

Q9 효소는 어떤 방법으로 보충해야 하는가?

A 1. 식품 효소 보조제를 섭취한다.

2. 생식을 한다(식품에 섭씨 50도 이상의 열을 가하면 효소의 활성이 파괴되기 때문이다).

Q10 효소가 함유된 식품에는 어떤 것이 있는가?

A 조리를 거치지 않은 천연식품은 모두 풍부한 효소를 함유하고 있다. 즉 동물의 고기, 식물의 뿌리, 줄기, 잎, 과실 등에는 풍부한 효소가 함유되어 있다. 따라서 모든 생물체에는 효소가 함유되어 있다고 할 수 있다. 그런데 인류가 불을 사용하기 시작한 이후로 음식을 고온으로 조리해 먹으면서 그 속에 함유된 천연 효소가 거의 파괴되었다.

Q11 효소가 음식물의 소화에 어떤 영향을 미치는가?

A 모든 동식물은 생명을 유지하기 위해 영양분을 흡수하는 조직구조를 갖추고 있다. 단 동물이 섭취하는 식품은 주로 분자가 비교적 큰 단백질, 지방, 탄수화물 등이므로 이를 소화할 수 있는 구조와 기능이 필요하다. 이렇게 커다란 분자인 음식물을 작은 분자인 영양소로 분해하고, 이를 흡수하고 이용하는 과정을 소화작용이라 한다.

소화작용은 크게 화학적 소화와 물리적 소화로 나눌 수 있다. 단백질이 아미노산으로 분해되고, 지방이 지방산으로 분해되고, 탄수화물이 단당으로 분해되는 과정에는 반드시 효소의 작용이 필요하다. 이것이 화학적 소화다. 그리고 일부 동물은 섭취한 음식물의 화학적 소화를 촉진하기 위해 특수한 물리적 소화 구조를 가지고 있다. 음식물을 갈거나 잘게 부숴서(씹어서 부수는 것) 효소의 작용 면적을 넓히는 것인데 이를 물리적 소화라 부른다.

효소는 촉매작용을 거쳐 음식물을 소화시키고, 영양분은 세포를 통해 흡수되어 혈액 속으로 들어간다. 이때 완전히 소화된 영양소는 근육, 골격, 신경 등 기관을 구성하게 된다. 우리가 밥을 씹을 때 밥 속의 녹말이 타액 속의 녹말 분해효소에 의해 분해되면 씹을수록 단맛을 느끼게 되는데 이는 효소의 분해작용이 발휘되기 때문이다. 또한 위장에는 영양소의 소화를 돕는 수많은 효소가 들어 있어 음식물을 인체가 흡수하기 쉬운 물질로 변화시킨다. 이렇게 해서 우리 몸은 영양소를 충분히 흡수하고 이용할 수 있다.

Q12 면역력을 증강시키는 데 효소가 도움이 되는가?

A 효소는 면역력을 증강시키는 작용을 한다.

1. 자연살생세포와 대식세포의 기능을 촉진한다.

2. 백혈구와 식세포작용을 강화한다.

3. T세포와 자연살생세포의 기능을 조절한다.

4. 세포의 사이토카인 생성을 자극한다.

그러므로 질병이 발생할 확률과 면역력은 연관성이 큰 반비례 관계라고 할 수 있다. 동시에 면역력과 체내 효소의 저장량은 정비례한다. 다시 말해서 효소가 많이 저장된 사람일수록 건강하다는 이야기다. 기술이 고도로 발달한 오늘날에는 외부에서 효소를 보충하는 것이 체내에 저장된 효소가 소모되는 것을 방지하는 가장 좋은 방법이다. 또한 외부에서 효소를 보충할 때 가장 중요한 점은 산성 환경인 위액 속에서 효소의 활성이 얼마나 견딜 수 있느냐는 것이다.

Q13 우리 몸은 스스로 효소를 생산할 수 없는가? 왜 반드시 보충을 해야 하는가?

A 사람이 평생 동안 스스로 생산하는 효소의 총량은 일정하다. 이러한 총량을 잠재효소라고 한다. 은행에 저금해 놓은 돈을 사용할수록 잔액이 감소하는 것처럼 잠재효소는 소화 흡수, 대사 해독에 쓰이는 만큼 점점 감소한다. 그러므로 잠재효소를 소중히 여기고 체내 기관의 부담을 가중시키는 일을 피해야 한다.

식품공업 기술이 비약적으로 발전하면서부터 대량의 인공 첨가물이 각 가정으로, 그리고 우리 몸속으로 들어온다. 기술의 발달로 야기된 패스트푸드와 정제 식품 문화는 식품으로 효소를 보충할 수 없게 만들었을 뿐만 아니라 더 나아가 체내에서 자발적으로 분비되는 효소를 소모하게 만든다. 이로 말미암아 현대인들은 원래 가지고 있던 효소의 기능을 잃고, 기관에 장애가 생겨서 다양한 문명병을 앓게 된다.

각종 생활습관, 식습관, 기관의 노화에 따라 효소 분비 능력은 점점 낮아지게 되고 더 많은 사람에게 영양 불균형, 소화불량, 변비, 피로 등의 현상이 발생한다. 그러다 효소가 신진대사의 요구를 충족할 수 없는 수준까지 감소하면 사람은 죽음에 이르게 된다.

Q14 현대인들에게서 자주 볼 수 있는 순환계통 질환, 효소로 개선할 수 있을까?

A 중국 전통의학에는 고도의 청혈기능을 가진 귀한 보조제가

많다. 청혈작용의 목적은 바로 순환계통을 개선하는 것이다. 간단히 말하자면 혈소판이 응결될 때 혈액의 점성은 자연히 높아지고, 혈액이 흐르는 속도는 느려지게 된다. 심지어 혈전을 형성하는데 이는 심장질환 혹은 뇌혈관 병변을 일으키는 원인이 되기도 한다.

이 경우 청혈작용을 하는 보조제를 섭취하면 혈액의 점성이 낮아지고 순조롭게 순환되어 신진대사를 촉진하는 기능을 한다. 또한 효소에는 항염작용, 항혈소판 응고작용, 혈전과 콜레스테롤 용해를 촉진하는 기능이 있어 협심증, 혈전정맥염을 개선시키고 혈관 질병 및 중풍의 발생률을 감소시킨다. 그러므로 효소는 인체의 순환계통에 고도의 기능을 발휘한다고 할 수 있다.

Q15 비만인 사람은 이미 영양 과다 상태인데 굳이 효소를 보충할 필요가 있는가?

A 심혈관질환은 사람들을 사망에 이르게 하는 10대 질병 중에서 줄곧 높은 순위를 차지하고 있다. 심혈관질환의 위험인자는 고혈압, 높은 콜레스테롤, 높은 공복 혈당, 혈중 인슐린 과다 등인데 비만도 주요한 원인이다.

비만은 용해 및 응혈계통에 영향을 끼치므로 심혈관질환의 발병률을 증가시킨다. 게다가 부분 비만인 사람은 과도한 스트레스 혹은 폭음과 폭식으로 인해 면역력이 급속히 떨어질 수 있고, 다이어트를 위해 섭취하는 열량을 조절하느라 영양 불균형 및 면역력 악화 등 악영향을 초래할 가능성이 크다. 이 경우 효소는 심혈관질환을 예방하고 면역력을 높이는 효과가 있으므로 비만인 사람들에게 최적의 건강 보조제라 할 수 있다.

Q16 **효소는 스트레스로 인한 질병에도 효과가 있는가?**

A 일시적인 스트레스는 인체의 면역력을 높인다. 그러나 장기간 스트레스를 받으면서 이를 적절히 완화시키지 않으면 심혈관 및 대사질환의 발병률이 높아지고 면역기능이 떨어질 가능성이 있다.

확연한 증상으로는 비만, 당뇨병, 면역기능 저하, 동맥경화, 혈압 상승, 관상동맥질환, 심근경색이 있다. 그 위험인자로는 흡연, 비만, 고지혈증 등을 들 수 있는데 이는 혈전 및 염증이 발생할 확률과 정비례한다. 이 경우 효소는 항염, 혈전 및 콜레스테롤 용해작용을 하므로 앞서 언급한 증상을 완화시킬 뿐만 아니라 심혈관 및 뇌질환을 예방할 수 있다.

또한 장기적으로 스트레스를 받으면 면역기능이 저하된다. 이러한 변화에 따라 자연살생세포 기능 저하, 식세포 기능 저하, 항체 생성 기능의 저하 및 생성 수량 감소 등의 증상이 나타난다. 이 경우에도 효소에는 면역력을 강화시키는 기능이 있으므로 현대인의 건강 유지에 매우 효과적이다.

과도하게 가공된 식품은 효소를 유실시키는가?

A 150만 년 전, 인류가 불을 사용하는 법을 알게 되면서부터 음식물을 날 것 그대로 먹는 경우가 드물어졌다. 게다가 현대인들이 섭취하는 식품은 대부분 가공, 정제, 고온 소독, 건조, 굽기, 졸이기 혹은 기름에 튀기는 과정을 거친 인스턴트 식품으로, 효소가 없는 식품(식품은 섭씨 50도가 넘게 가열하면 효소의 활성이 파괴되기 때문)이다.

이에 우리 몸은 자체적으로 더 많은 효소를 분비해 수요에 대응해서 잠재효소의 양이 감소하는 결과로 이어졌는데 이는 자신의 생명을 단축시키는 것과 마찬가지다. 이렇게 잠재효소를 낭비하는 원인에는 가열 처리로 인해 효소가 없어진 식품을 섭취하는 것뿐만 아니라 식품첨가물이나 약물 등도 포함된다. 이는 모두 잠재효소의 소모량을 증가시키므로, 잠재효소의 소모를 방지하는 것이 바로 건강을 유지하는 길이라 할 수 있다.

Q18 **효소는 독소를 배출할 수 있을까?**

A 효소는 우리 몸의 모든 신진대사과정에 참여한다. 생물체 내의 모든 세포 활동은 효소 활동에 의해 시작된다 할 수 있다. 먼저 효소가 유해 물질을 분해해야 우리 몸이 독소를 배출할 수 있으므로 위기가 발생하면 효소는 우선적으로 쌓인 노폐물을 분해하고 몸밖으로 배출하느라 바쁘다. 현재 세계 각국

의 연구 보고 및 의학 문헌을 보면 효소가 적어도 다음과 같은 기능을 한다는 사실을 알 수 있다.

1. 항염작용을 한다.
2. 근육과 관절의 상처를 완화시킨다.
3. 상처의 괴사한 조직을 제거하고 상처를 깨끗이 하는 작용을 한다.
4. 관절염의 부어오름과 통증을 개선한다.
5. 수술 상처의 재생을 촉진한다.
6. 소화기관 기능을 회복시킨다.
7. 심혈관질환과 중풍의 위험성을 낮춘다.
8. 호흡기관의 기능을 개선한다.

Q19 운동선수에게는 체력이 필요한데 효소를 보충해 체력을 향상시킬 수 있는가?

A 운동선수 혹은 운동을 자주 하는 사람들은 식품의 영양분이 신체에 완벽하게 흡수되고 이를 충분히 이용할 수 있는지에 가장 신경을 쓴다. 그런데 이들이 소홀히 하는 점이 한 가지 있다. 바로 활동이 격렬할수록 효소의 소모량도 더욱 많아진다는 사실이다. 그러므로 효소가 짧은 시간에 대량 소모되는 것을 방지하기 위해 효소를 따로 섭취해 보충하는 것은 매우 좋은 방법이다. 그러한 이유로 효소의 보충은 음식물의 소화와 영양분 흡수에 중요한 영향을 미칠 뿐만 아니라 운동 후

발생하는 대량의 효소 유실을 보완할 수 있다.

Q20 **효소를 보충하는 데는 연령 제한이 있는가? 병이 났을 때는 제한해야 하는가?**

A 1957년 이래 효소는 광범위하게 사용되고 있다. 미국, 영국, 독일, 일본, 러시아, 이탈리아, 한국 및 대만을 막론하고 발표된 논문과 인체임상실험은 모두 수백 편에 이른다. 심지어 일류 의학 정기간행물에서도 모두 천연영양식품인 효소의 뛰어난 효과를 높이 평가하고 있다. 그로 인해 효소가 수명을 결정한다는 설이 최근 연구 증명의 큰 화제가 되고 있다.

효소는 생명을 유지하는 근본이자 생명의 원형이다. 자연계의 식물이 꽃을 피우는 것에서부터 열매를 맺고, 꽃이 떨어지고, 부패하는 과정, 그리고 동물의 소화 흡수 과정에 이르기까지 모든 과정에는 효소가 기능을 발휘한다. 만약 효소가 정상적인 상태가 아니라면 소화, 해독기능은 중단되고 말 것이다. 그러므로 모든 생명체는 영양을 흡수하고 생명을 유지하기 위해 효소를 보충해야 건강하게 장수할 수 있다.

아이가 병에 걸려 열이 날 때 면역계통은 체내의 이물질 혹은 병균을 내보내는 데 도움을 주는 대량의 효소를 필요로 한다. 그 이유는 효소가 직접적인 소염작용(염증 반응을 완화시킴)과 간접적인 소염작용(염증 억제 반응)을 하고, 자유기를 제거

기적의 효소

하는 작용(세포의 독성작용을 경감시킴)을 하기 때문이다. 그러므로 효소는 영양을 공급하는 가장 좋은 방책이라 할 수 있다.

Q21 효소가 인체에 주는 도움을 간단히 설명한다면?

A 효소의 기능은 대개 6가지로 귀납된다.

1. **체질 개선 기능** : 산성 체질을 건강한 약알칼리성 체질로 바꾸어 주고, 세포의 기능을 강화하며 소화에 도움을 준다. 또한 세균에 대한 저항력을 증강시키고 체내 정돈작용을 통해 평형 상태를 유지한다.

2. **소염 항균 기능** : 효소는 백혈구의 항균 기능을 유도하고 강화시켜 우리 몸에 침입한 병균과 화농성 물질을 깨끗이 없앤다. 그러므로 염증이 발생한 부위에 상당히 큰 도움이 된다.

3. **분해작용 기능** : 음식물의 소화와 분해를 돕고 영양과 열량의 흡수를 가속시켜 생명 현상을 유지한다. 그밖에도 효소는 혈관 내에 머무르는 화농과 오물을 분해해 신체를 건강한 상태로 회복시킨다.

4. **혈액 정화 기능** : 효소는 적절하지 않은 음식물, 환경오염, 공해, 약해 등으로 생성되는 혈액 속의 독소와 유해 콜레스테롤, 혈액 지질을 분해할 수 있기 때문에 혈관을 잘 통하게 하고 혈관의 탄성을 회복시켜 혈액순환을 촉진한다.

5. **세포 활성화 기능**: 정상 세포의 증식 및 손상된 세포의 재생

을 촉진해 세포를 건강하게 만들고, 피부에 탄력을 준다.

6. 신진대사 촉진 기능: 효소에는 신진대사를 촉진시키는 기능이 있기 때문에 몸속의 노폐물을 배출하고, 대사과정의 정상화를 조절하고 관리해 건강을 유지시킨다.

 Q22 시중에서 판매되는 효소 중 어떤 제품을 선택해야 하는가?

A 1. 국가단위 위생국의 승인을 얻은 제품.

2. 합법적인 효소 전문 공장에서 생산된 제품.

3. 고도의 활성을 가지고 있고, 섭씨 40도를 넘지 않는 가공 제조 환경에서 완성된 제품.

4. 활성이 안정되어 있고, 생화학 과학기술로 보호되며 외부 환경의 영향을 받지 않는 제품.

5. 산성 환경인 인체의 위액에서 비교적 긴 시간 활성을 유지하는 제품.

6. 다른 천연 항산화 활성물질과 동시에 결합해 그 기능을 보호하고 향상시킬 수 있는 제품.

7. 생화학 과학기술의 보호를 받아 저장 기간 동안 활성이 비교적 양호하게 보존되는 제품.

제1장

우리의 몸이
에너지를 발휘하도록
건강한 체질을
만들어 주는 효소

대부분의 사람들은 효소라는 말을 들어 본 적이 있을 것이다. 그러나 많은 사람들이 효소·효모와 발효를 같은 것으로 생각하며, 효소에 대해 잘 알지 못하거나 심지어는 잘못 알고 있기도 한다. 여기서는 효소를 이해하기 위해 먼저 효소의 본질부터 이야기하겠다.

단백질의 일종인 효소, 그러나 단백질이 반드시 효소인 것은 아니다

효소는 생체촉매제^{biocatalyst}의 일종으로 화학촉매제와 비슷한 기능을 하지만 구조는 결코 같지 않다.

효소를 구성하고 있는 원소로 미루어 볼 때 효소는 단백질의 일종이다. 단백질은 아미노산으로 구성되어 있으므로 효소도 아미노산으로 구성된 물질이라 할 수 있다. 여기서 주의해야 할 점은 단백질이라고 해서 반드시 효소라고 할 수는 없다는 사실이다. 단백질이면서도 특수한 3차원적 입체 구조로 이루어져 있고, 생화학반응을 일으킬 수 있는 것만이 효소라 할 수 있다.

예를 들어 녹말을 포도당으로 분해하는 과정에는 '녹말 분해효소'의 도움이 필요

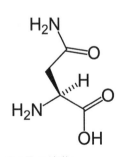

효소를 구성하는
기본 단위인 아미노산

하다. 모든 사람의 타액과 위장에는 이러한 '녹말 분해효소'가 들어 있어 그 기능을 발휘한다. 반면 우리 몸의 근육 속에 들어 있는 단백질에는 녹말을 분해하는 기능이 없다. 그러므로 단백질이라고 해서 반드시 효소는 아닌 것이다.

효소와 단백질의 주요한 차이는 그 구조에 있다. 효소와 일반적인 단백질은 그 구조와 기능이 다르므로 완전히 똑같다고 할 수 없는 것이다.

단백질 구성의 비밀은 아미노산의 배열 형식에 있다

단백질의 근본적인 구성을 살펴보면, 질소 화합물의 일종으로 기본 단위는 '아미노산'이다. 단백질은 모든 생물체를 구성하는 주요 성분으로, 체세포 속의 원형질, 미토콘드리아, 기타 세포소 기관(세포 중의 작은 기관) 및 세포막 등이 주로 이 단백질로 이루어져 있다.

또한 우리 체내의 효소, 호르몬의 일부, 항체 및 체외의 모발, 손발톱 등도 단백질로 구성되어 있다. 이를 통해 알 수 있듯이 단백질은 생물체를 구성하고 있을 뿐만 아니라 생리기능을 조절하는 주요 물질이다.

단백질은 다양한 종류의 구성 패턴을 지니고 있는데, 이러한 패

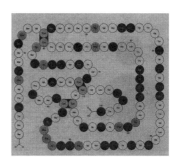

효소는 연이은 아미노산으로
구성되어 있다.

턴은 모두 아미노산의 일정한 비율 및 배열 형식에 따라 이루어진 것이다. 아미노산은 자연계에 적어도 50종류 이상 존재하고 있으며 영양학적으로도 자주 거론되지만 단백질 속에 존재하는 아미노산은 단지 22종류뿐이다.

생명을 구성하는 물질, 단백질

단백질은 체내에서 수분 다음으로 가장 많은 부분을 차지하는 물질이다.

단백질은 건강과 활력을 유지하는 데 중요한 화합물일 뿐만 아니라 모든 조직의 발육에 필요한 성분이다. 또한 우리 몸의 근육, 혈액, 피부, 머리카락, 손발톱, 장기 등을 구성하는 주요 물질이다.

단백질이 인체에 어떤 기능을 하는지 살펴보도록 하자

- 생명 유지와 성장 촉진 → 세포 조직을 구축하고 회복시킨다.
- 생리기능 조절 → 체내의 세포에 산소를 공급해 산화작용을 한다. 체내의 삼투압을 조절해 수소이온의 평형을 유지하며 질병의 감염에 대항하고, 영양소의 소화작용을 촉진한다.
- 신체를 구성하는 주요 물질 → 세포를 구성하고, 생명을 유지하기 위한 물질을 만들어 내거나 교체한다.
- 열량 제공 → 단백질 1그램이 완전히 산화되면 4킬로칼로리의 열량이 발생한다.

기적의 효소

우리 몸에 하나라도 부족하면 안 되는 필수 아미노산 8가지

우리 몸에 필요한 단백질은 약 22가지 이상이다. 그중 우리 몸에서 만들어 내지 못하는 8가지 단백질을 필수 아미노산이라 부른다. 이는 반드시 음식물을 통해 섭취해야 한다.

우리 몸이 단백질을 합성하려면 모든 '필수 아미노산'이 있어야 하며 일정한 비율을 유지해야 한다. 단기간이라도 아미노산 한 가지가 부족하면 단백질의 합성은 큰 폭으로 감소하고, 심지어 완전히 정지하기도 한다. 그 결과 다른 아미노산도 같은 비율로 감소하게 된다.

단백질이 함유된 식품이라고 해서 반드시 모든 필수 아미노산이 함유된 것은 아니다. 필수 아미노산을 전부 포함하고 있는 식품을 '완전 단백질'이라고 부르고, 특정 필수 아미노산이 결핍되거나 특히 낮게 함유된 식품을 '불완전 단백질'이라 부른다. 육류와 유제품은 대부분 '완전 단백질'이고, 채소와 과일은 대부분 '불완전 단백질'이다. 불완전 단백질 식품을 섭취할 때는 모든 아미노산을 충분히 섭취할 수 있도록 반드시 배합에 주의해야 한다.

어쩌면 당신이 모를 수도 있는 사실

아미노산은 우리 몸이 스스로 만들어 낼 수 있는 것도 있고, 식품에만 존재하는 것도 있다. 만약 식품으로 섭취해야 하는 아미노산을 제대로 섭취하지 않으면 특정한 증상이 나타날 수 있다. 아미노산은 그 중요성에 따라 세 가지 종류로 나뉜다.

1. 필수 아미노산

오로지 식품에만 들어 있고 우리 몸이 스스로 만들어 낼 수 없는 아미노산을 필수 아미노산이라 부른다. 필수 아미노산에는 총 8종류가 있다.

- 트레오닌(Thr.) · 리신(Lys.) · 로이신(Leu.) · 메티오닌(Met.) · 이소류신(Ile.)
- 발린(Val.) · 트립토판(Try.) · 페닐알라닌(Phe.)

아미노산은 우리 몸의 단백질을 구성하는 중요한 물질이다. 필수 아미노산은 우리 몸에서 합성되지 않기 때문에 외부에서 보충해야 한다. 만약 아미노산이 부족하면 우리 몸은 그것을 필요로 하는 단백질을 만들어 낼 수 없다. 이에 단백질 결핍이 초래되고, 각종 질병을 일으키기 쉽다.

우리 몸의 중추신경계통에도 아미노산이 꼭 필요하다. 아미노산은 신경흥분전달물질Neurotransmitter 혹은 전달물질의 전구체이다. 이러한 신경흥분전달물질은 대뇌가 정보를 받아들이고 전달하는 데 반드시 필요하다. 우리 몸이 필요로 하는 모든 아미노산이 갖춰져 있지 않으면 정보를 전달하는 데 다양한 차질이 생길 가능성이 있다. 또한 아미노산은 비타민과 미네랄이 작용하는 데 도움을 준다. 설령 비타민과 미네랄을 신속하게 흡수하더라도 아미노산이 부족하면 그 효과를 발휘하기 어렵다.

2. 준필수 아미노산

비록 우리 몸에서 준필수 아미노산이 만들어지기는 하지만 그 양은 갓난아기 혹은 작은 동물이 필요로 하는 양에 불과하다. 그러므로 만약 식품을 통해 준필수 아미노산을 보충할 수 있다면 인체의 발육에 더욱 도움이 된다.

기적의 효소

준필수 아미노산에는 히스티딘(His.)과 아르기닌(Arg.)이 있는데 이는 '염기성 아미노산'에 속한다. ('히스티딘'은 때로 '필수 아미노산'에 속하기도 한다.)

3. 비필수 아미노산

우리 몸은 '트랜스아미나제'의 작용을 거쳐 '케토산Keto acids'을 아미노산으로 변화시킬 수 있다. 이를 통해 우리 몸은 스스로 충분한 양의 아미노산을 만들어 낼 수 있다. 비필수 아미노산의 종류는 다음과 같다.

• 글리신(Gly.) • 글루탐산(Glu.) • 히드록시프롤린(Hyp.) • 알라닌(Ala.) • 세린(Ser.) • 히드록시글루탐산(Hyg.) • 시스틴(Cyn.) • 프롤린(Pro.) • 아스파라진산(Asp.) • 시트롤린(Cit.)

체중에 0.9를 곱하면 당신에게 필요한 단백질 섭취량을 알 수 있다

하루 단백질 섭취량의 최저 기준을 확정하기란 매우 어렵다. 이는 개인의 영양 상태, 체형, 활동 등에 따라 다르기 때문이다. 미국 국가연구원은 하루에 필요한 단백질은 체중 1킬로그램당 0.92그램으로, 이를 통해 가장 양호한 발육과 건강 상태를 유지할 수 있다고 건의한다. 하루에 단백질을 얼마나 섭취해야 하는지 알고 싶다면 체중에 0.9를 곱해 보면 대략의 양을 알 수 있다.

예를 들어 체중이 55킬로그램인 사람에게 하루에 필요한 단백질의 양은 50그램 정도다. 다만 '필수 아미노산'의 요구치가 충족된다면 필요한 단백질 섭취량은 다소 줄어들 수 있다.

단백질은 화학구조에 따라 다음과 같이 분류된다.

- 단순 단백질 → 아미노산으로만 구성된 단백질이다. 예를 들어 우유 속의 락트알부민, 혈액 속의 혈청단백, 감마글로불린은 물에 녹은 후 아미노산을 생성한다.
- 복합 단백질 → 단백질이 철, 인, 탄수화물 등 기타 물질과 결합해 생긴 단백질이다. 예를 들어 헴(heme, 헤모글로빈의 색소 성분)은 철과 단백질의 결합물이고, 지(脂)단백질은 단백질과 지방이 결합해서 생성된 것이다.
- 유도 단백질 → 단백질이 효소에 의해 분해되어 아미노산을 생성하는 과정에서 생기는 각종 중간 물질로 폴리펩티드, 단백분해물 등이다.

영양 가치에 따라서는 다음과 같이 분류된다.

- 완전 단백질 → 충분한 양의 '필수 아미노산'을 함유하고 있어 우리 몸의 건강을 유지하고 성장을 촉진한다. 예를 들어 알류, 육류, 유제품, 어류, 내장 등이 있다.
- 반(부분)완전 단백질 → 필요한 만큼의 '필수 아미노산'이 함유되어 있지 않아 우리 몸을 건강하게 유지할 수는 있지만 성장을 촉진하지는 못한다. 예를 들어 오곡류, 과일, 채소류에 함유된 단백질이 대부분 이러한 반완전 단백질이다.
- 불완전 단백질 → 성장을 촉진시키지 못할 뿐만 아니라 건강을 유지할 수도 없다. 예를 들어 옥수수에 함유된 '옥수수 콜로이드 단백질'과 '동물성 젤라틴'이 있다.

단백질이 결핍되면 병에 걸린다

단백질이 결핍되면 발육과 조직에 이상을 초래한다. 특히 머리카락, 손발톱, 피부가 질병에 감염되기 쉽고, 근육의 상태가 불량해진다.

만약 어린이가 섭취하는 음식에 단백질이 부족하면 발육 불량을 일으킬 수 있다. 심각하게 부족한 경우에는 '콰시오커kwashiorkor' 증상을 일으킬 수 있다. 심신의 발육 장애, 머리카락 색소 부족, 관절의 부종 등의 증상이 나타나고, 심지어는 생명이 위험한 상황에 이를 수도 있다.

성인에게 단백질이 부족할 때는 기력과 의욕이 없고, 쇠약해지고, 면역력이 낮아지며, 상처가 생기거나 병에 걸렸을 때 회복이 더디다.

우리 몸은 특별히 긴장된 상황에서는 체내의 단백질을 소모한다. 예를 들어 수술을 받거나, 피를 흘리거나, 상처를 입거나, 병으로 장기간 누워 있는 상태일 때 등이다. 이러한 때는 특별히 단백질 섭취에 주의해서 신체 조직을 충분히 회복시킬 필요가 있다. 그렇다고 단백질을 과다하게 섭취하면 체액의 불균형을 초래할 수 있다.

• 곡류 단백질

곡류 단백질은 주로 쌀, 밀가루, 옥수수로 섭취할 수 있다. 곡류 단백질에는 리신이 부족한 편인데 그중에서는 쌀에 가장 많이 들어 있고 그 다음이 밀가루이며 옥수수에 가장 많이 부족하다. 또한 트립토판과 이소류신도 부족하다. 밀가루와 옥수수의 단백질량은 백미보다 높지만 그 질은 백미보다 떨어진다. 만약 세 가지 식품의 단백질 영양 가치를 종합적으로 평가한다면 밀가루가 가장 좋고, 그 다음이 백미이며, 옥수수가 가장 좋지 못하다.

• 콩류

식물성 단백질 중에서는 '대두 단백질'과 '백미 단백질'의 품질이 가장 좋다. 그러나 대두 단백질에는 메티오닌Methionine과 시스틴Cystine이 부족하다.

다행스럽게도 메티오닌은 화학 혹은 발효로 합성할 수 있고 가격이 저렴해서 쉽게 보충할 수 있다. 화학적으로 합성된 메티오닌은 DL-형으로, 이용률이 L-메티오닌과 매우 비슷하다.(화학적인 방법으로 합성된 아미노산은 전부 DL-형이다)

근래에는 생물 기술의 발달로 '유전자 이식 방법'을 통해 아미노산의 종류와 함량을 적절하게 배합한 식품을 생산할 수 있게 되었다. 예를 들어 비타민을 함유한 쌀(황금미 등)이 있다.

• 유제품

비록 우유의 영양적 가치는 매우 높지만 실험을 통해 다음과 같은 사실이 증명되었다. 분유로 생쥐를 사육했을 경우, 달걀로 사육했을 때보다 발육 상태가 좋지 않다는 것이다. 그런데 분유에 소량의 메티오닌을 첨가하면 생쥐의 성장 상태를 증진시킬 수 있다.

이를 통해 알 수 있듯이 우유에는 '메티오닌'이 결핍되어 있다. 단 사람에게는 우유 단백질과 달걀 단백질 모두 좋은 단백질이다.

• 젤라틴

'콜라겐'에 오랫동안 열을 가하면 입체 화학구조가 변화하여 끈적이는 상태의 물질을 형성하는데 이를 '젤라틴'이라 부른다. 젤라틴이 함유된 식품에는 트립토판이 부족하므로 단독으로 섭취하기에는 적합하지 않다.

아미노산 첨가법의 작은 비결

식품의 영양적 가치를 개선하려면 그 식품에 결핍된 아미노산(인공으로 제조되거나 발효법을 이용해 생산된 것)을 첨가하면 된다. 예를 들어 리신을 쌀에 0.1퍼센트, 밀가루에 0.4퍼센트 첨가하면 영양적 가치가 매우 높아진다. 옥수수에는 리신 외에도 적당한 양의 트립토판과 이소류신을 첨가하면 단백질의 품질이 눈에 띄게 개선된다. 이를 아미노산 첨가법이라 부른다.

단백질이 '변성'되면 효소도 효력을 잃는다

우리는 '변성작용'이 단백질의 기능을 쓸모없게 만들 수 있다는 사실에 주의해야 한다. 이는 물론 효소도 마찬가지다.

만약 단백질이 산, 알칼리, 요소, 유기용매, 열 및 방사선(X선 혹은 UV)의 영향을 받으면 단백질 분자구조가 파괴되고 생리활성기능의 변화가 일어난다. 이러한 현상을 변성작용denaturation이라 한다.

달걀을 적당히 삶으면 단백질이 응고한다는 사실은 누구나 잘 알고 있을 것이다. 응고하는 주요 원인은 단백질 구조가 파괴되기 때문이다. 그러면 병아리로 부화하는 기능도 잃게 된다. 이는 변성작용의 일종이다.

단백질(혹은 효소)은 변성되면 생물활성기능을 잃는다. 그렇게 되면 단백질이 효소 혹은 호르몬인 경우 온전한 생리작용을 하지 못한다. 그러므로 치료 효과가 있다고 알려진 효소 제품이라도 구강으로 복용하면 위산을 견디지 못하고 바로 변성되기 때문에 그 기능을 잃고 아미노산액Amino acid liquid이 된다. 잘 모르는 사람들은 구강으로 복용하는 효소 제품을 고가에 구입하지만 이를 통해 얻을 수 있는 효과는 극히 한정적일 수밖에 없다.

그러나 변성작용은 단백질의 2, 3, 4차 구조의 파괴를 야기할 뿐이고 1차 구조는 영향을 받지 않는다. 그러므로 활성이나 기능을 잃더라도 단백질임에는 변함이 없다.

단백질 구조는 항원성antigenity을 지니는데 변성 후에는 그 항원성

기적의 효소

도 변화하고 심지어 소실되기도 한다. 우리에게 익숙한 콜라겐은 항원성이 자주 변화된다.

'콜라겐'이란 무엇인가?

'콜라겐'은 '당단백질Glycoprotein'의 일종으로 단백질뿐만 아니라 당과도 결합한다. 척수동물의 '콜라겐'에는 '6탄당hexoses'이 대략 0.5~1.3퍼센트 함유되어 있는데 6탄당의 종류로는 포도당, 갈락토오스 등이 있다. 반면 비척수동물의 '콜라겐'에는 '당류'가 3~4퍼센트 함유되어 있다. 이러한 '당류'는 종종 '콜라겐'의 '히드록시리신'과 '당사슬'로 결합되어 있다.

'콜라겐'은 아미노산 구성이 다른 단백질과는 다르다. '콜라겐'은 '글리신Glycine'이 25~30퍼센트, '프롤린Proline'이 12퍼센트, '히드록시프롤린Hydroxyproline'이 10퍼센트 함유되어 있는데, 일반적인 동물성 단백질은 히드록시프롤린 함유량이 매우 낮다. 그밖에도 '알라닌Alanine'이 11퍼센트, '히드록시리신Hydroxylysine'이 최소 0.5퍼센트 함유되어 있다.

콜라겐의 불가사의한 진실과 거짓

'콜라겐'은 연전성(延展性)이 풍부하고, 물에 잘 녹지 않는 '병렬 선형 체인parallel linear boundless'으로 구성되어 있어 세 개의 선이 마치 꽈배기처럼 서로 얽혀 있다. 우리 몸에서 콜라겐이 진정한 생리기능을 발휘하려면 반드시 세 개의 선이 곧은 사슬 모양으로 얽힌 나선 꽈배기 구조를 이루어야 한다. 이는 현재 유행하고 있는 의학 미용 및 약용 화장품에 사용된다. 그러나 만약 제조과정에서 높은 열을 받아 곧은 사슬모양으로 얽힌 삼중나선이 파괴되면 일반적으로 말하는 '젤라틴'이 되어 버린다.

'젤라틴'은 약물의 겉을 감싸고 있는 캡슐이나 젤리의 재료로 가격이 매우 저렴하다. 엄격하게 이야기하자면 '오른쪽 감기 삼중나선 콜라겐 구조'를 지닌 제품만이 생물 의학 등급에 적합하다. 구조가 파괴된 콜라겐은 식품 혹은 기타 용도로만 사용할 수 있고 의학 재료로는 사용할 수 없다. 그러나 현재 시중에서 판매되고 있는 콜라겐은 대부분 젤라틴에 불과하다. 피부를 가꾸거나 노화를 방지하는 등의 의료 미용 생리기능을 하지 못한다.

어쩌면 당신이 모를 수도 있는 사실

'콜라겐'은 동물의 '결합조직'에 중요한 단백질로, 일반적으로 돼지 족발 혹은 생선 껍질에 풍부하게 함유되어 있다. 결합조직은 60~70퍼센트의 수분 외에 콜라겐이 약 20~30퍼센트를 차지하고 있다. 콜라겐 함유량이 높기 때문에 결합조직은 일정한 구조와 기계역학적인 성질을 가지고 있다. 예를 들어 표면장력, 점탄성 등이 있기 때문에 조직을 유지하고 보호하는 기능을 한다. 다세포 동물의 체내에 함유된 콜라겐 성분은 현재 알려진 것만 해도 최소한 19종류인데, 이러한 분자의 유전자는 각각 다르다.

기적의 효소

효소 · 효모, 발효
구분하기
어렵다고?

많은 사람이 효소 · 효모, 발효를 같은 것으로 생각하지만 사실은 완전히 다르다. 효소는 생물체에 존재하는 물질이다. 물론 효모에도 효소가 함유되어 있다.

효소는 촉매제다

효소enzyme는 생물세포 내의 각종 효소군의 총칭으로 일종의 생체촉매제다. 효소의 성분은 단백질의 일종으로 세포의 원형질에서 생성된다. 효소는 모든 '생물(동식물 및 미생물)'의 세포 내에 존재하며 각종 생화학반응의 속도를 촉진한다. 생화학반응에서 효소의 역할은 화학에서의 촉매제와 비슷하므로 '생체촉매제biocatalyst'라고 부른다.

기본적으로 효소는 단백질의 일종이므로 단백질의 특성을 모두 지니고 있다. 단백질 특유의 성질로 인해 효소는 매우 지능적인 기능을 한다. 일반적인 무기 촉매제와 비교했을 때 효소는 확연히 드러나는 장점이 많다.

우선 효소는 특정 기질을 정확하게 판별하는 능력을 지니고 있다. 이러한 능력은 효소의 중요한 특성 중 하나라고 할 수 있는데 이를 '특이성'이라 한다. 효소의 특이성은 일반적으로 '반응 특이성'과 '기질 특이성'으로 나눌 수 있다.

- **반응 특이성** : 한 가지 효소는 통상적으로 어느 한 종류 혹은 동일한 유형의 화학반응에 촉매로 작용한다. 또한 그 촉매 반응에는 부반응이 거의 나타나지 않는다.
- **기질 특이성** : 한 가지 효소는 통상적으로 어느 한 종류 혹은 구조와 성질이 비슷한 물질에 촉매로 작용한다. 효소의 기질 특이성 정도에 따라 다양한 등급으로 나눌 수 있다.
- **관능기 특이성** : 어떤 효소는 특정한 기질에만 반응한다. 설령 이성질체처럼 구조가 매우 비슷한 분자라 해도 확실하게 구별할 수 있다. 예를 들어 포도당 산화효소는 포도당 산화반응만 촉진할 뿐 포도당과 마찬가지로 탄소가 6개인 과당에는 전혀 작용하지 않는다.

  어떤 효소는 특정한 유형의 화합물 혹은 화학 결합에만 촉매로 작용하는데 이를 '관능기 특이성'이라 부른다. 예를 들어 탈수소효소는 오로지 일차알코올에만, 에스테르 분해효소는 에스테르 체인에만 촉매작용

기적의 효소

을 한다. 또 다른 예로 시중에서 흔히 볼 수 있는 숙취해소용 효소를 들 수 있다. 이러한 종류의 효소는 알코올 구조의 관능기를 분해해 다른 종류의 구조로 변화시켜 알코올로 인한 세포 손상을 감소시킨다.

• **광학적 특이성** : 어떤 효소는 광학이성질체를 판별하는 능력을 지니고 있기 때문에 특정한 광학이성질체에 선택적 혹은 우선적으로 촉매작용을 할 수 있다. 예를 들어 L–아미노산 산화 효소는 L–아미노산만 산화시키고, D–아미노산 산화 효소는 D–아미노산만 산화시킨다.

효모균은 미생물이다

효모균은 당분을 알코올과 이산화탄소로 분해하는 미생물이다. 완전한 생물체라 할 수 있는 효모균은 각종 세포소 기관을 지니며 촉매기능을 한다. 단 효모균이 촉매작용을 하려면 효소가 필요하다. 또한 효모균은 내열성 혹은 내한성을 지닌 생물체다. 효모균은 현재 식품공업 분야에서 주류 양조, 제빵 등에 다양하게 사용되고 있다. 건소당(健素糖. 대만에서 생산되는 건강보조캔디 제품명)도 식용 효모균 식품의 일종이다.

발효는 생화학반응이다

옛날부터 사람들은 발효가 자연계에 본래 존재하는 현상이라는 사실을 알고 있었다. 발효는 유기화합물이 효모, 세균 혹은 곰팡이

발효식품의 4대 매력

첫 번째 매력 : 식품을 오랫동안 보존할 수 있게 해준다.

두 번째 매력 : 발효식품 자체에 영양이 풍부하다. 예를 들어 푹 삶은 대두 와 낫토균의 번식을 거친 대두를 비교해보면 각각의 영양 성분이 하늘과 땅 차이다. 낫토균의 발효를 거친 대두는 대 량의 효소뿐만 아니라 다량의 비타민B1, B6 및 니코틴산을 함유하고 있다. 비타민B1은 각기병, 마비, 근육과 뼈의 통증, 심장 비대, 식욕 부진 및 신경계통 등의 질병을 방지해 준다. 인체 내의 아미노산 대사 및 성장과 관련이 있는 비타민 B6 는 피부병을 예방한다. 니코틴산은 비타민 B군의 일종이자 보조 효소의 일종으로 혈액순환을 촉진하며 혈중 콜레스테 롤을 낮춰 준다. 또한 신경계통이 정상적으로 활동하는 데 도움을 주고 특히 어지러움, 두통, 불면증, 신경염, 파킨슨병 등을 개선하는 효과가 있다.

세 번째 매력 : 특별한 풍미를 지니고 있다. 예를 들어 간장, 된장에는 발효 된 콩류 특유의 향이 있고, 낫토 또한 독특한 냄새를 풍긴다.

네 번째 매력 : 유익한 미생물이 풍부하게 함유되어 있다. 예를 들어 치즈, 요구르트, 낫토 등에는 인체에 유용한 미생물이 함유되어 있다. 그렇기 때문에 발효식품은 유구한 역사를 거쳐 지금 까지도 크게 환영받고 있는 것이다.

등의 미생물에 의해 분해되어 알코올, 유기산, 이산화탄소 등으로 변화되는 과정을 가리킨다. 이러한 전체적인 과정은 일종의 발효

반응이라 할 수 있다.

최초의 발효식품은 바로 술이다. 고대 사람들은 시행착오를 거치며 전수와 계승을 받은 끝에 주조 기술을 알게 되었다. 술이 만들어질 때는 대량의 이산화탄소가 발생되기 때문에 마치 끓는 것처럼 보인다. 그래서 발효fermentation라는 말의 라틴어 어원은 'to be fevered', 즉 끓어서 거품이 생긴다는 의미다.

비단 술뿐만 아니라 수많은 전통식품, 예를 들어 간장, 된장, 치즈, 낫토 등도 발효의 산물이다. 발효의 최초 목적은 여분의 농산물이 부패되지 않게 비교적 오랫동안 보존하기 위해서였다.

그러므로 발효란 미생물 혹은 미생물이 포함된 효소로 인류에게 유용한 물질을 만들어 내는 유효한 과정이라 할 수 있다.

갈수록 중시되고 있는 효소

효소는 다른 근대 과학 분야와 마찬가지로 20세기에 이르러 비로소 눈에 띄는 발전을 보였다. 과거에 효소는 활력vital force으로 간주되고 생명체에서 떨어질 수 없는 관념적인 존재로 인식되었다. 그러나 1897년에 이르러 부흐너Buchner가 효모에서 추출한 효소가 생명체에서 떨어져 나와서도 기능을 유지하고 효모 속에 있을 때와 동일한 현상을 일으킨다는 사실을 발견하면서부터, 효소는 독립적인 물질로 여겨지게 되었다. 인류는 그렇게 생명의 일부분이라 할 수 있는 효소를 손에 넣었고, 근대 효소학의 문이열렸다.

효소는 전자현미경으로 보았을 때 무색투명하고 다각형의 수정체 형태를 띠고 있는 매우 미세한 물질로, 그 크기는 1밀리미터의 1억 분의 5 정도다. 시중에서 판매되는 효소 제품은 대부분 액체 혹은 분말 상태인데 이는 단지 제품의 상태를 의미하는 것일 뿐 효소가 액체나 분말 상태라는 뜻은 아니다.

효소가 없으면 인체 조직은 무너진다

우리 몸을 구성하는 60조 개의 세포 안에는 각각 다양한 효소 분자가 서로 작용하고 있다. 효소 분자는 생물체의 반응을 조절하는 도구이자 생화학 대사 및 생리기능을 유지하는 데 중요한 성분이다. 효소는 천연식물 및 동물 속에 광범위하게 존재하며 생물체의 신진대사를 유지하고 생장 및 세포 분열과 호르몬 분비를 돕는다. 우리 몸의 모든 조직과 기관이 활동하기 위해서는 효소가 필요하다. 만약 우리 몸을 전구에 비유한다면 효소는 전류라 할 수 있다. 전구는 전류가 통해야만 비로소 빛을 발할 수 있다.

효소가 부족하면 더 빨리 늙는다!

효소에는 생명의 힘, 생명의 원리라 부를 수 있는 에너지가 존재한다. 만약 이러한 에너지가 없다면 인류는 기껏해야 화학물질

기적의 효소

의 집합에 지나지 않을 것이다. 효소가 부족할수록 사람은 쉽게 노화하며, 효소 없이는 살아갈 수 없다. 그러므로 효소의 양과 건강은 정비례한다고 말할 수 있다. 이는 인류뿐만 아니라 다른 생명체도 마찬가지다. 생명을 가진 존재는 모두 효소의 작용에 의지하고 있다.

효소가 없으면 아무리 많이 먹어도 영양소를 얻을 수 없다

우리 몸속에서는 다양한 유형의 무수한 효소가 존재하며 체내의 각종 화학 변화를 책임지고 있다. 음식물의 소화와 흡수, 손발 등 근육의 동작, 두뇌의 사고와 판단과 같은 다양한 변화가 하루 24시간 끊임없이 동시에 이루어지고 있다. 이러한 활동을 위해 우리는 매일 영양소를 섭취해야 하는데, 이는 생명 활력의 근원이다. 만약 효소가 없으면 촉매작용이 이루어지지 않아 영양소가 소화 흡수되지 못할 것이다. 우리 몸에 효소가 부족하면 아무리 많이 먹는다 해도 영양소를 얻을 수 없다. 그렇기 때문에 효소는 건강과 생명의 원천인 것이다.

효소에 대한 인류의 체계적인 연구는 18세기에 시작되었다. 레오뮤르Leomur. 1713년와 스팔란차니Spallanzani. 1783년는 새의 위액에서 고기를 소화시키는 성분을 추출했고, 1789년에 라부아지에Lavoisier는 호흡을 산화반응으로 간주했다.

19세기 이전에 일반 사람들은 우유의 부패와 사탕수수의 찌꺼기가 발효되어 알코올로 변하는 것이 생명을 지닌 유기체의 작용 때문이라고 생각했다. 1833년에 이르러 비로소 사탕수수 찌꺼기를 분해시키는 물질을 정확히 분리해 낼 수 있게 된 연구자들은 이를 디아스타아제Diastase라고 명명했고, 훗날 아밀라아제Amylase로 부르게 되었다. 얼마 지나지 않아 과학자들은 위에서 음식물의 단백질을 소화시키는 물질을 추출해 냈고 이를 펩신Pepsin이라 명명했다. 당시 학자들은 이러한 물질을 통틀어 발효ferments라고 불렀다.

리비히Liebig는 발효 물질이 살아 있는 세포 내에 함유된 무생물이라고 생각했으나 파스퇴르Pasteur를 비롯한 다른 연구자들은 발효 물질이 생물이라고 굳게 믿었다. 이러한 쟁론은 매우 긴 시간 동안 계속되었는데 이러한 과정에서 발효 물질의 명칭은 점점 효소enzyme로 대체되었다. 효소라는 명칭은 1878년에 퀴네Kuhne가 최초로 제시하였는데, 이는 '효모 속에in the yeast'라는 의미를 가진 그리스어에서 유래했다.

1892년에 호메이스터F. Homeister와 피셔E. Ficher가 단백질 본체에서 폴리펩티드Polypeptide를 발견한 이래 단백질의 구조와 관련된 연구가 눈에 띄게 진전되었다. 과학자들은 효소가 단백질임을 인정했고, 효소 단백질의 연구는 일반적인 단백질 연구의 궤도와 그 걸음을 함께하게 되었다.

1897년에 부흐너는 효모 세포의 추출물을 첨가하기만 하면 살아 있는 효모를 첨가하지 않아도 사탕수수 찌꺼기를 발효시킬 수 있다는 사실을 증명했다. 이러한 실험의 성공으로 발효 물질이 생물이라고 주장하는 학파와 무생물이라고 주장하는 학파의 쟁론이 해결되었고, 무생물 촉매작용 학설에 유리한 방향으로 기울어졌다.

1928년, 섬너Sumner는 잭콩jack bean에서 추출한 물질에서 우레아제Urease의 결정을 얻어 냈다. 몇 년 후 수많은 다른 효소들도 하나씩 정화되어 결정으로 나왔다. 일단 정화된 효소 결정을 얻을 수 있게 되자 그 구조와 특성에 관한 연구는 신속하게 성공적으로 진행되었다.

효소 단백질의 구조와 기능과 관련된 연구는 1950년대 이후에 현저한 발전을 이룩했다. 1960년, 켄드루Kendrew와 퍼루츠Perutz는 X선 회절법을 통해 미오글로빈Myoglobin(근육의 붉은색소 단백질)의 3차원 구조를 밝혀 냈고, 1965년에는 필립스Philips가 라이소자임lysozyme의 3차원 구조를 발견해 활성센터의 실체를 밝히고, 그 기질의 반응 조직을 추정했다. 그후 X선 회절법을 통해 많은 효소의 3차원 구조가 밝혀졌고, 반응 조직에 대한 구체적인 토론이 이루어졌다.

효소의 유기화학합성에 대해 연구한 사람도 많았다. 덴케왈터Denkewalter와 히르슈만Hirschmann, 구테Gutte와 메리필드Merrifield는 각각 1969년에 리보뉴클레아제Ribonuclease를 성공적으로 합성했다.

1970년대에 과학자들은 수용성 효소를 불수용성으로 변화시킨 고정화효소immobilized enzyme를 이용해 과당fructose 시럽, 올리고oligo당 및 아미노산 등 식품 및 공업 제품을 생산했다.

제 2 장

건강과 장수를
도와주는
효소

효소는 생명을 유지하는 데 매우 중요한
물질이므로 효소가 없으면 생명도 없다.
효소는 모든 생명체의 체내에 존재하는
물질로, 신체의 정상적인 기능 유지와 음
식물의 소화, 조직의 재생에 반드시 필요
하다.

생명을 주도하는
효소의 정밀한
분담 기능

현재 알려져 있는 효소는 수천 종류 이상으로, 과학자들은 아직 생물체내의 효소와 동일한 구조를 지닌 물질을 인공적으로 만들어 낼 수 없다.

생물체내의 효소의 형태는 그 종류에 따라 다르다. 혈액, 림프액, 소화액 등 체액 속에 존재하는 효소는 유리(遊離) 상태이지만 세포막 혹은 세포기관에 존재하는 대부분의 효소는 생화학반응을 완성시키는 촉매제 역할을 한다.

생물체내의 효소는 단백질인데 효소의 활성은 수소이온농도(pH지수), 온도, 자외선, 격렬한 진동, 농도 등 환경적인 조건의 영향을 받는다. 만약 생물체내에 효소가 결핍되면 생화학반응이 일어나지 않기 때문에 생물체의 생리기능에 영향을 끼친다. 설령 우리 몸에 비타민, 미네랄, 수분, 단백질, 탄수화물(당류) 등이 충분하더라도 효소가 없으면 생명을 유지할 수 없다.

그러므로 효소는 생명 그 자체라고 할 수 있다. 효소가 없으면 생명도 없다. 만약 효소가 활동을 정지하면 생명을 유지할 수 없고 결국 죽음에 이르게 된다. 자살하는 사람들 중에는 농약 혹은 맹독성 시안화물을 마시고 죽는 사람이 있는데, 이는 독극물이 효소의 활동을 정지시키기 때문에 죽게 되는 것이다.

효소의 종류

우리 몸은 대략 60조 개의 세포로 이루어져 있고, 각각의 세포에는 수많은 종류의 효소가 들어 있다. 그러므로 우리 몸의 모든 부위에는 효소가 존재한다 할 수 있다. 효소의 종류는 거의 천문학적인 숫자에 달한다. 현재 등록된 효소만 2천 종류가 넘으며, 여기에 새로 발견된 것을 더하면 4천 종류를 넘을 것이다. 이렇듯 효소는 그 종류가 너무나도 다양하기 때문에 정리를 하지 않으면 혼란을 일으킬 우려가 있다. 학술적인 입장에서도 반드시 정확히 분류하고 구별해야 한다.

현재 효소는 그 특성에 의해 일차적으로 분류된다. 이어서 작용 대상에 따라 구분되고, 작용 방식의 차이에 따라 다시 세분화된다. 최종적으로 모든 효소는 각기 기능에 따라 6종류로 나뉜다.

효소 분류의 원칙에 따라 모든 효소는 네 자릿수의 번호를 가지고 있다. 예를 들어 아밀라아제는 3·2·1·1이며 펩신은

3·4·4·1이다. 연구원들은 이러한 숫자를 보면 즉시 어떤 종류의 성질을 가진 효소인지 알 수 있다.

효소학에서 분류하는 6종류의 효소

① **산화환원효소**oxidoreductase : 산화환원효소가 진행하는 산화반응은 인체 에너지의 근원이다. 효소는 산화반응이 진행될 때 필수불가결한 촉매제다.

② **전이효소**transferase : 전이효소는 '전이반응' 작용을 한다. 이는 산화 환원 반응을 촉진하기에 앞서 물질을 운반하는 일종의 반응 작용이다.

③ **가수분해효소**hydrolase : 가수분해효소는 가수분해 반응을 책임진다. 음식물에 물을 가하면 자연스레 작은 분자가 되는데 이는 물 분자가 음식물 속의 단백질 분해를 촉진하기 때문이다. 이러한 반응을 가수분해 반응이라 한다. 우리에게도 잘 알려져 있는 가수분해효소로는 소화 효소가 있다. 그 밖의 효소 및 신진대사와 관련된 효소는 대사효소라 부른다.

④ **분해효소**lyase : 가수분해가 되지 않는 음식물은 분해효소의 작용에 의해 분해와 합성이 진행된다.

⑤ **이성질화효소**isomerase : 포도당을 과당으로 전환시키는 것과 같은 이성질화 반응에 필요한 효소다.

⑥ **연결효소**ligase : 서로 다른 종류의 분자가 결합해 새로운 분자

기적의 효소

를 생산할 때(연결 반응) 연결효소의 촉매작용이 필요하다.

효소에 의해 이루어지는 대사 촉진과 세포 복원

생명은 수많은 체내 대사반응에 의해 끊임없이 운행되고 유지된다. 신진대사 계통에 문제가 발생하면 우리는 몸이 좋지 않고 피로하다고 느낀다. 신진대사 과정에는 다양한 효소가 중요한 촉진제로 작용한다. 우리 몸속에는 각각의 신진대사의 필요에 대응하는 전담 효소가 있다. 이러한 효소는 체내 대사반응의 종류만큼 다양한 종류가 있다.

호흡, 음식물의 소화와 흡수, 근육의 운동, 신체의 조직과 형성, 두뇌의 작용, 신경 전달 등 다양한 생물 활동은 각각의 작용을 하는 '대사효소'가 서로 협력해야만 제대로 이루어진다.

효소는 온도에 극도로 민감하다. 그러므로 몸에서 열이 나 체온이 상승하면 효소의 활동에 영향을 끼치고 심지어 중지되기도 한다. 이에 우리는 피로나 나른함을 느끼게 된다. 심각하게는 의식이 흐려지기도 한다.

그밖에도 인체 세포의 DNA가 손상되는 원인은 세포가 정상적인 대사의 부산물인 활성산소분자(자유기)의 공격을 받아 내부 손상(자발성 돌연변이) 및 외부 원인성 손상이 발생하기 때문이다. 예를 들면 자외선(X선과 감마선 포함)의 빈번한 방사로 인해 조성되는 돌연변이 물질(연기에서 발생되는 탄화수소류 등) 및 종양 제거에 쓰이는 화학요법과 방사선요법 등이 있다. 우리 몸속의 대사효소에는 손상된 세포를 재생시키는 기능이 있는데 만약 효소가 제 기능을 다하지 못해 세포가 재생되지 않으면 각종 질병이나 암에 걸리기 쉽다.

인체의 발전기

우리 몸속에서 발전기 역할을 하는 다양한 효소는 에너지를 만들어 낸다. 휘발유가 연소되어 산화되고, 높은 에너지를 발생시켜 자동차가 움직이는 것처럼 우리 몸속에서도 이와 똑같은 작용이 이루어져 섭취한 음식물의 영양소가 이용할 수 있는 에너지로 전환된다. 그러나 생물체내의 에너지 발생은 휘발유의 연소보다 복잡하다. 인간을 비롯한 호기성 생물은 모두 호흡을 통해 산소를 얻고, 섭취한 영양소를 산화시켜 에너지를 발생한다. 이렇게 산화 과정을 거쳐 원료(영양소)가 열량(에너지)으로 전환되는 원리가 휘발유의 연소와 동일하다는 것이다.

다행히도 사람의 몸은 자동차처럼 높은 에너지를 발생시키지 않기 때문에 어떠한 고압 설비도 필요 없다. 우리 몸이 상온에서 산화 반응을 진행할 수 있는 것은 모두 효소의 작용 덕분이다. 각종 효소의 작용을 통해 우리 몸은 복잡한 영양분 산화 공정을 안전하면서도 순조롭게 진행할 수 있는 것이다.

효소는 에너지를 생성하는 것 외에도 이를 미리 저장하는 기능을 가지고 있다.

기적의 효소

우리 몸속의 각종 효소는 연합으로 작용하여 섭취한 음식물을 일종의 물질, ATP로 전환시킨다. ATP에 저장된 에너지는 인간이 에너지를 사용하려고 할 때 방출되어 열에너지(체온 유지), 활동에너지(운동, 일) 등 다양한 형태로 이용된다. 아마 식초를 마시면 건강에 좋다는 이야기를 들어본 적이 있을 것이다. 그 이유는 식초가 '아세틸조효소A'로 전환되어 우리 몸이 사용되는 에너지를 직접적으로 생산하고 공급하기 때문이다.

대사과정 중간 생성물인 '케토글루타르산'은 미생물 혹은 효소의 작용을 거치면 '글루탐산'이 된다. '글루탐산'의 '모노나트륨염'이 바로 우리에게 잘 알려진 '화학조미료'의 원료다. 또한 대사 중간 생성물 중에서도 피로회복에 좋은 구연산은 레몬에 가장 많이 함유되어 있다. 그렇기 때문에 레몬이 우리 몸에 상당한 도움이 된다고 이야기하는 것이다.

영양분을 분해하는 일등공신 4대 식물(食物) 효소

효소가 우리 몸속에서 하는 일은 기본적으로 분해와 합성작용이다. 널리 알려져 있듯 효소는 쌀, 보리, 전분을 함유한 감자, 고구마 등의 탄수화물을 단당류로 분해한다. 또한 어류, 육류와 같은 단백질은 아미노산으로 분해하고, 치즈나 우유의 지방은 지방산으로 분해한다. 우리 몸에 이러한 영양분이 있어야 비로소 세포가 흡수하고 이용할 수 있다.

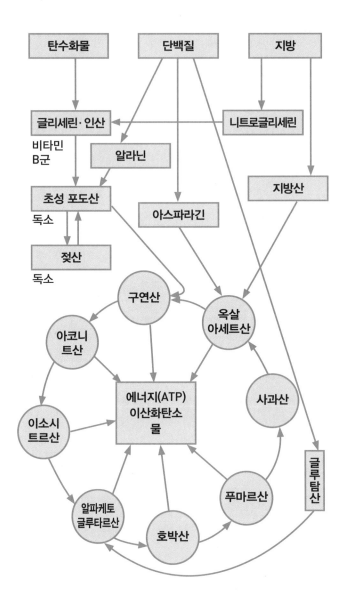

일반적으로 식물 효소는 크게 4종류로 나눌 수 있다.

① **아밀라아제**Amylase **:** 탄수화물을 분해한다.

② **프로테아제**Protease **:** 단백질을 분해한다.

③ **리파아제**Lipase **:** 지방을 분해한다.

④ **셀룰라아제**Cellulase **:** 섬유소를 분해한다.

그밖에도 효소는 단일 효소와 복합 효소로 나눌 수 있다.

'단일 효소'는 하나의 물체가 한 종류의 효소를 함유하고 있음을 의미한다.

'복합 효소'는 여러 종류의 '단일 효소'가 집합된 효소로, 다중적인 작용을 한다.

우리가 매일 섭취하는 음식물은 몸속에서 작은 분자 영양소로 분해되어 사용된다. 이러한 분해 과정의 일등공신이 바로 모두가 잘 알고 있는 '소화' 작용이다.

그런데 음식물은 어떻게 소화, 분해되는 것일까? 배가 고플 때는 기운이 없다가도 배가 부르면 힘이 생겨나는 이유는 무엇일까? 사실 생물 세포 속에는 음식물을 각종 다른 물질로 전환시키는 마술을 부리는 물질이 들어 있는데, 이러한 마술을 주도하는 마술사가 바로 효소다.

우리가 스테이크를 먹을 때, 스테이크는 우선 우리 몸속의 효소에 의해 분해되고 새로운 근육을 구성한다. 음식물의 첫 번째 소화

작용은 구강에서 이루어진다. 치아는 음식물을 끊고 잘게 부수어 음식물과 소화액의 접촉 면적을 넓힌다. 그러므로 잘게 씹을수록 더욱 소화하기 쉽다.

음식물이 위에 들어가면 위액에 들어 있는 효소에 의한 분해가 시작된다. 위액의 주요 효소는 펩신으로 이는 주세포에 의해 분비되어 단백질을 분해한다. 그러나 분비 초기의 펩신은 효소의 전구체precursor라서 아직 활성이 없다. 이는 염산의 활성화에 의해서만 비로소 펩신으로 변성되어 단백질을 소화시키기 때문이다.

펩신이 단백질을 작은 분자인 폴리펩티드로 분해해 소장으로 보내면 다음 단계인 가수분해가 진행된다. 또한 위액에는 소량의 리파아제가 함유되어 있는데 이는 탄소 개수가 10이하인 지방산으로 구성된 트리글리세리드, 예를 들어 유제품의 지방 같은 물질에만 작용한다. 아기들의 위액에는 레닌(응유 효소)이 들어 있어 우유의 응고를 돕는다. 이는 우유가 위를 너무 빨리 통과하는 것을 방지해 충분한 시간을 들여 효소가 작용하게 한다. 레닌은 칼슘 이온이 있을 때 우유 속의 카세인을 부분 분해해 변성 카세인으로 응고시키고, 이는 한 단계 더 나아가 펩신에 의해 분해된다.

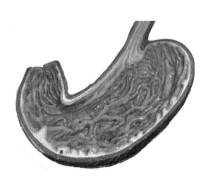

위에서 분비되는 효소는 사실 소화제다.

구강 내에 있는 3개의 타액선, 귀밑샘(이하선), 턱밑샘(악하선), 혀밑샘(설하선)은 타액과 타액 속의 아밀라아제를 분비한다. 타액은 음식물을 축축하게 적셔 둥글둥글한 형태로 만들어 삼키기 쉽게 만들고, 타액에 들어 있는 아밀라아제는 탄수화물을 소화시킨다. 그러나 음식물이 구강에 머무르는 시간이 짧고, 산성 환경이 아니므로 탄수화물의 소화에는 불리하다. 그러므로 탄수화물의 구강 내 소화는 별로 중요하지 않다고 할 수 있다. 구강에서는 일부분의 탄수화물을 맥아당으로 만든다. 그렇기 때문에 밥이나 찐빵을 씹을수록 단맛이 느껴지는 것이다.

췌장 분비 효소가 가장 많은 소장에서의 소화작용

우리 몸속에서의 음식물의 소화작용은 대부분 소장에서 진행된다. 간, 담낭, 췌장 등은 소화를 돕는 다양한 다량의 효소와 유화제를 분비하는데 그중에서도 췌장이 가장 많은 효소를 분비한다.

소장 안에는 탄수화물, 단백질, 지방에 작용하는 다양한 종류의 효소가 들어 있다.

1. 트립신Trypsin과 키모트립신Chymotrypsin

트립신과 키모트립신은 '단백질'과 '폴리펩티드'에 작용해 이를 분자량이 작은 펩티드류로 분해한다. '트립신'은 '리신'과 '아르기닌'에, '키모트립신'은 '페닐알라닌', '티로신', '트립토판' 등에 작용한다.

2. 펩티다아제

‘폴리펩티드’ 혹은 ‘다이펩타이드’류에 작용한다.

3. 아밀라아제

알파형(α-型) 효소에 속하는 아밀라아제는 ‘녹말’ 혹은 ‘글리코겐’
을 ‘맥아당’ 및 ‘올리고당’으로 전환시킨다.

4. 리파아제

중성지방을 지방산, 글리세린, 모노글리세리드 혹은 다이아글리
세리드로 분해한다. ‘췌장 리파아제’는 ‘트리글리세리드’의 2, 3위
치(즉, α-위치)의 ‘결합’에 특정한 형태의 가수분해 작용을 한다. 또
한 산이나 알코올류와 결합해 콜레스테롤 같은 지방을 합성하고,
특정한 ‘지방산’을 가수분해한다.

음식물이 우리 몸속에서 소화되고 분해되는 것은 효소와 밀접한
관계가 있으므로 소화 효소는 매우 중요한 물질이라 할 수 있다.

일본인의 장수 비결인 천연발효식품 낫토

효소는 우리 몸에 매우 중요하므로 체내에 부족한 효소를 보충
하기 위해서는 천연식품을 섭취해야 한다. 그러나 효소는 가열이
나 조리를 하면 안 되므로 동식물을 막론하고 날 것으로 먹어야 섭
취할 수 있다. 예를 들어 일본인들이 자주 먹는 생선회, 생말고기,

혹은 육회 등 신선한 동물이
나 생채 샐러드 및 과채주스
등 신선한 채소와 과일에서
효소를 얻을 수 있다.

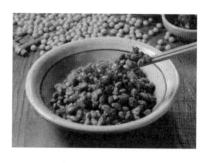

낫토는 일본에서 흔히 볼 수 있는
전통발효식품이다.

현대의 생체공학 기술은
1970년대부터 기원되었지
만 그 이전에도 간장, 된장,
치즈, 요거트, 낫토 같은 전통적인 발효식품이 이용되고 있었다.
이러한 전통식품은 건강에 매우 유익하고 식물 효소의 좋은 공
급원이다. 그러나 현대의 제품에는 식품 첨가물, 방부제, 항생제
등이 대량으로 섞여 있기 때문에 우리 몸에 영구적인 유해를 가
하기 쉽다.

일본의 전통발효식품인 낫토는 비록 고대 중국에서 기원했지만
일본의 개량을 거쳐 일본만의 특색을 지닌 일상적인 음식이 되었
다. 일본인들이 장수하는 중요한 원인인 낫토에 관한 연구는 1980
년대에 신속한 발전을 이루었다. 낫토에는 혈전을 분해하는 효소
가 들어 있어 혈전 생성을 방지하고, 심근경색의 위험을 낮추는 건
강식품으로 점점 전 세계적으로 유행하게 되었다.

낫토에는 수많은 효소가 함유되어 있는데 그중에서도 나토키나
아제Nattokinase라 불리는 효소는 1970년대에 연구 개발된 우로키나
아제Urokinase와 동일한 효과가 있다. 필자는 과거에 우로키나아제
의 연구 개발 작업에 참여하고, 이를 순조롭게 상품화시켜 교육부

의 과학기술 발명상을 수상한 경험이 있다. 우로키나아제는 주로 주사 방식으로 혈전 질병을 치료하며 특유의 치료 효과가 있다.

만약 평소에 나토키나아제를 섭취하면 혈전 생성을 방지하고 건강을 유지할 수 있다. 나토키나아제를 이용한 현대의 생체공학 기술 제품에는 낫토의 다른 영양 성분이 함유된 것도 있다. 또한 낫토 특유의 냄새와 끈적임이 없는 장점 덕분에 낫토를 이용한 효소 제품이 유행하게 되었고, 이는 현대인에게 유익한 건강식품이라 할 수 있다.

지혜로운 효소의
분업과 협력

우리 몸속에는 깜짝 놀랄 정도로 많은 효소가 존재하고 있지만 각각의 효소는 모두 독특한 기능을 가지고 있다. 단백질 효소는 지방을 소화할 수 없고, 지방 효소는 탄수화물을 소화할 수 없다. 이것이 바로 효소의 '특이성'이다. 다시 말해 효소는 상당히 지혜롭다고 할 수 있다.

효소는 장막의 세공을 통과할 수 있을 정도로 작아 혈액 속에 침투하고, 이러한 효소는 음식물을 소화시킨 후 근육, 신경, 혈액, 선체(腺體)를 합성시킨다.

동시에 효소는 당류를 간과 근육에 저장하는 데 도움을 주고, 지방을 지방조직으로 전환시킨다. 또한 요소를 형성시켜 소변을 통해 배출시키고, 때로는 폐에서 이산화탄소를 배출하는 데 도움을 준다. 골격과 신경조직이 인을 흡수하도록 돕는 효소도 있고, 적혈구 세포가 철을 흡수하도록 돕는 효소도 있다. 그밖에도 정자 속에 있는 효소는 난자의 막을 녹여 틈을 만들어 내어 정자가 난자에 들어갈 수 있게 한다. 또한 소변에 들어 있는 우로키나아제는 혈전을 용해시킨다. 그리고 면역계통 효소는 혈액과 조직 내의 노폐물과 독소를 제거한다. 이러한 몇 가지 예만으로도 효소가 인체 각각의 기능을 운행시키는 데 얼마나 중요한지 충분히 증명된다.

반응 물질에 대한 효소의 특이성이란 하나의 효소가 특정화합물(반응물)과 한 가지 화학반응에 '선택적인 촉매작용'을 한다는 것이다. 이러한 작용은 그 물질이 효소의 '결합부위'에 '생산적 결합productive binding'을 일으킬 수 있는가에 달려 있다. 화합물과 효소의 결합부위가 '상호 보완' 작용을 할 때 둘은 결합을 하게 되는데 이렇게 결합된 화합물을 그 효소의 기질이라 부른다.

효소와 기질의 결합물(불안정한 효소반응 중간체)을 '효소-기질 복합체enzyme substrate complex(ES복합체)'라고 한다. 효소의 특이성은 어떤 ES복합체를 형성하는가에 달려 있다. 예를 들어 아밀라아제는 녹말을 당류로 분해하는데, 이때 녹말이 바로 효소의 기질이다.

다른 효소와 함께 협력해 맡은 임무를 완성하는 것도 효소의 가장 뛰어난 특성이다. 효소는 '단체 활동'에 의해 임무를 완성한다. 극소수의 예를 제외하면 대부분의 효소 활동은 단체를 단위로 이루어진다. 단일한 영양소를 반응 대상으로 하는 다양한 종류의 효소가 집합해 생명 활동을 위한 신진대사를 진행한다. 예를 들어 효모균이 포도당을 알코올로 발효시킬 때 효모균 속에는 일련의 효소 집합 반응이 있어야 한다. 이러한 과정은 단일 효소만으로 완성될 수 없다.

비타민과 미량 원소는 효소의 보조자

효소는 생화학반응을 촉진할 때 보조자의 도움을 받아 공동으로 이를 완성한다. 이러한 보조자 역할을 하는 것을 보조 효소coenzyme 라 부른다. 우리의 일상생활에는 수많은 미량 원소(예를 들어 아연, 마그네슘, 철 등) 및 비타민이 필요한데, 이는 효소의 기능에 협력을 하는 물질로 보조 인자cofactor라 부른다.

흔히 볼 수 있는 금속과 비타민을 예로 들어보자

1. 금속

수많은 금속은 효소의 활성제activator로 쓰인다. 카르복시펩티다 아제Carboxy peptidase의 아연은 효소의 활성과 직접적인 관련이 있다. 리파아제의 칼슘은 효소의 활성을 유지하는 데 반드시 필요한 입체 구조로, 활성이 나타나는 데 간접적으로 참여하고 있다.

2. 비타민

비타민은 자체적으로도 영양 성분을 함유하고 있지만 체내의 다양한 화학반응을 촉진시키는 성분도 함유하고 있다. 미네랄도 이와 마찬가지다. 그러므로 비타민과 미네랄은 모두 보조 효소로서의 기능을 발휘한다.

효소의 주요 성분은 단백질이다. 그러나 수많은 효소에는 단백질 외에도 비타민, 미네랄 등 기타 성분이 함유되어 있다. 대부분의 효소는 내부 혹은 외부에서 미네랄, 비타민 등 영양소의 도움을 받아야만 각종 임무를 완성할 수 있다. 예를 들어 가수분해효소는 반드시 비타민B, 비타민C 등 수용성 비타민과 미네랄 등의 도움을 받아야 비로소 순조롭게 활동할 수 있다.

영양소를 에너지로 변화시키는 과정도 마찬가지다. 첫 단계에서 '탈수소 효소'는 물질 내의 수소를 제거하는데 이 과정에서 니코틴아미드라고 불리는 비타민 성분이 보조 효소 작용을 발휘한다. 수소 분자를 운반하는 두 번째 단계에서는 니코틴아미드와는 다른 성분인 '비타민 B2'가 그 작용에 참여한다. 이와 마찬가지로 철, 마그네슘, 칼슘 등의 미네랄 물질은 신진대사 및 각종 효소의 활성화에 큰 영향을 끼친다.

비타민과 미네랄은 효소가 각종 작용을 진행할 때 꼭 필요한 최적의 보조자라 할 수 있다. 이는 비타민을 복용하면 피로가 사라지고, 전신의 활성화가 촉진되는 이유 중의 하나다.

이처럼 놀랄만한 효능을 가진 비타민을 가공 제품으로 보충할 것이 아니라 일상적인 음식에서 천연 비타민을 충분히 섭취하도록 노력해보자.

효소의 가치는 중량이 아닌 활성에 달려 있다

효소의 유효성은 활성이 그 지표가 된다. 그러므로 효소의 가격은 중량이 아닌 활성이 기준이 된다. 효소의 활성은 그 품질을 대표한다고 할 수 있다.

효소의 활성이란 일정한 양의 효소가 촉매 반응을 하는 속도를 의미한다. 효소의 활성을 측정할 때는 원칙적으로 기질과 보조 인자의 농도가 최적화된 상태에서 측정해야 한다. 1분 동안 기질이 1밀리몰 변화하는 데 필요한 효소의 양을 1(단위)이라 하고 이를 1U$^{International Unit}$(국제단위)로 나타낸다. 시료 용액 1밀리리터의 유닛 unit(U·㎖-1)은 효소의 농도를 의미한다.

효소는 변성에 의해 활성을 잃는다. 그러나 변성이 여전히 가역 범위 내일 때는 입체구조에 따라 활성이 발생할 수도 있다. 효소의 활성은 효소 단백질의 입체구조에 달려 있는데, 그 입체구조는 일차 구조의 아미노산 배열 방식에 의해 결정된다. 유전자의 특정한 DNA 정보를 빌어 합성된 일정한 아미노산 배열의 폴리펩티드 사슬은 그 아미노산 배열이 형성된 입체구조에서 특정 활성을 지닌 효소가 생성된다.

효소의 활성이 효소 단백질의 입체구조에 달려 있다면 입체구조 내의 어떤 구조, 어떤 종류의 아미노산 곁사슬이 효소의 활성과 직접적인 관계가 있는 것일까? 트립신, 키모트립신, 트롬빈^{Thrombin}(응혈 효소) 등 세린 단백질 가수분해효소라 불리는 프로테아제 무리는 단백질의 가수분해 촉매라는 공통적인 활성을 가지고 있다. 이들은 특유한 세린 잔기를 중심으로 완전히 동일한 전후 아미노산 배열을 가지고 있다. 또한 특정한 히스티딘 잔기 및 아스파라긴산 잔기에도 공통적인 배열이 있다. 다시 말하자면 한 무리의 세린 단백질 가수분해효소는 특유의 아미노산 배열과 세 번째 아미노산 잔기의 전후에 공통적인 특성을 가지고 있다는 것이다. 만약 입체구조가 아미노산 일차 구조의 배열에 의해 결정된다면 각각의 세린 단백질 가수분해효소의 구조에서 세 번째 아미노산 잔기에는 동일한 배열이 나타난다. 설령 세린 단백질 가수분해효소의 입체구조가 전체적으로는 각각 다르더라도 동일한 입체 배위가 부분적으로 존재한다는 것이다.

효소 단백질 분자 한 종류에는 단지 하나의 활성기만 존재하는 것이 아니라 때로는 여러 개의 활성기가 존재한다. 이러한 활성기는 입체구조의 한 부분에 집중되어 있고, 활성기 간에는 서로 일정한 공간 배위를 확보하고 있다. 만약 변성으로 인해 활성기 간의 위치에 변동이 생기면 활성은 나타나지 않는다.

효소의 최대의 적은 바로 열

효소는 단백질의 일종이기 때문에 일반적으로 내열성을 가지고 있지 않다. 그러므로 온도가 너무 높아지면 효소의 구조가 파괴되고 그 기능을 잃는다.

기적의 효소

대부분의 효소는 약 섭씨 50도에서 열변성이 시작된다. 온도가 높아질수록 변성 속도는 더욱 빨라지고 이에 활성은 급속도로 낮아진다. 효소의 활성이 낮아지지 않고 안정을 유지하는 온도를 '안정 영역' 혹은 '온도 안정 영역'이라 부르는데, '안정 영역'은 효소의 종류에 따라 다르다. 일반적으로 효소는 저온에서 비교적 안정적이다. 대부분의 효소는 동결되어도 매우 안정된 상태를 유지한다. 효소를 냉동 건조시켜 분말로 만들기도 하고, 수용액을 동결시킨 상태에서도 장기간 보존이 가능하다. 만약 효소를 수용액 상태로 만들어 섭씨 0도~4도에서 장기간 보존하면 점차 변성되거나 미생물에 의한 오염으로 단백질 효소가 파괴될 수 있다. 일반적인 경우와는 반대로 저온에서 변성되고 활성을 잃는 효소도 있다.

대부분의 효소는 섭씨 70도가 되면 활성을 완전히 잃는다. 그러나 현재는 섭씨 100도 이상의 고온에서 견딜 수 있는 효소도 존재한다. 이와 같이 고열에서도 안정적인 효소는 공업 생산 분야에 상당히 유리하다. 그러나 대부분의 효소는 높은 온도에 의해 파괴되므로 효소 제품의 운송 및 저장에는 특별한 주의가 필요하다.

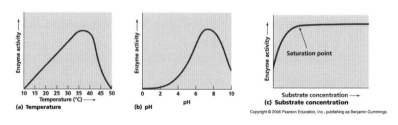

온도 및 수소이온 농도에 따른 효소의 반응 그래프

활성에 영향을 미치는 수소이온농도

우리 몸속의 소화액의 수소이온농도는 각각 다르다. 일부분의 단백질 소화는 위에서 이루어지는데, 위는 pH1.6~4도의 염산과 소화액을 분비한다. 단백질은 기타 음식물과 함께 소화된 후 반액체 상태의 소화물이 되어 천천히 소장을 통과한다. 산성 소화물은 십이지장에서 탄산수소나트륨 전자를 함유한 췌장액에 의해 중화되는데 이때의 pH는 7~8이다. 이러한 중화 과정이 매우 중요한 이유는 췌장과 소장 내의 효소가 알칼리성 환경에서 가장 강한 활성을 보이기 때문이다.

위가 펩신을 분비하면 단백질 음식물의 소화가 시작되는데 '펩신'은 산성의 소화액에서만 활동한다. 위에서 소화된 음식물이 소장에 들어가면 알칼리성인 췌장액이 펩신의 작용을 저지한다. 이때 소장에서는 단백질을 소화시키는 '트립신'을 분비해 '펩신'이 다하지 못한 임무를 대신 완성한다. 즉 인체는 산성 환경인 위 속에서 단백질을 부분적으로 소화시킨 다음 알칼리성 환경인 소장에서 다시 소화 작업을 진행하는 것이다. 또한 췌장에서 분비된 아밀라아제와 리파아제는 소장에서 각각 탄수화물과 지방을 소화시킨다. 이러한 인체의 소화 과정을 통해 효소와 수소이온농도의 관계를 잘 알 수 있다.

대부분의 효소가 작용을 발휘하는 데 최적의 환경은 약산성이다. 평소에 채소, 해조류 등 알칼리성 식품을 많이 섭취하면 약산

기적의 효소

성 체질을 유지할 수 있고, 이에 효소가 완벽한 작용을 발휘할 수 있다.

일반적으로 시중에 판매되는 효소 제품은 특수한 기술 처리를 거치지 않으면 위산의 낮은 pH농도를 견디지 못하고 위에서 분해된 후 효과를 잃게 된다. 의료용 효소는 주사를 놓음으로써 그 효과를 보존할 수 있다. 단 특별한 처리(예를 들어 가교결합기술)를 가하면 효소가 산을 견딜 수 있게 되어 직접 복용할 수 있다.

위와 소장의 판이한 환경을 견뎌 내는 파인애플 효소

최근 체내의 효소와 펩신이 pH1.5~2.5도에서 최적화된 작용을 한다는 사실을 제시한 연구가 있었다. 위에서 소화가 시작될 때의 pH는 3~4도인데 이때 펩신은 최적의 소화 능력을 발휘할 수 없다. 다시 말해서 소화가 시작되고 위 속의 산도가 강화될 때까지 펩신은 거의 아무런 작용을 하지 못한다는 것이다. 음식물을 섭취하고 나서 30분에서 60분이 경과해야 비로소 펩신의 기능이 강화된다.

pH3~8도의 환경에서 가장 강한 활성을 보이는 효소(예를 들어 파인애플 효소)도 있다. 이러한 효소는 위의 산성 환경에서도 활성을 유지할 뿐만 아니라 pH가 7~8도인 소장의 알칼리성 환경에서도 단백질을 소화할 수 있다. 이는 모든 효소가 위산에 의해 말살되는 것만은 아니라는 사실을 설명해 준다. 십이지장에 알칼리성 환경을 조성시키는 트립신은 펩신의 뒤를 이어 단백질을 소화한다.

파인애플 효소는 펩신 및 트립신과 동일한 소화기능을 가지고 있다는 사실은 실제로 증명되었다. 파인애플 효소는 위와 소장에서 모두 음식물을 소화시킬 수 있으므로 펩신과 트립신을 대체하는 보조 효소가 될 수 있다. 이처럼 천연식품에서 유래한 효소는 건강에 유익하다.

또 한 가지 오해하기 쉬운 사실은 위에서는 단백질이 부분적으로만 소화되고 지방과 탄수화물은 트립신이 존재하는 소장에서만 소화된다는 것이다. 그러나 식물 효소는 비교적 폭넓은 범위의 pH농도에서 활동하며, 위와 소장에서 탄수화물과 지방의 소화를 유도시키는 활력을 가지고 있다. 이러한 효소에는 단백질을 분해하는 효소뿐만 아니라 지방과 탄수화물을 분해하는 효소도 포함된다.

어쩌면 당신이 모를 수도 있는 사실

수소이온농도(pH농도)는 수소의 함량을 나타내는 지수로 용액 속에 수소이온이 많을수록 산도가 높아지고, pH농도는 낮아진다. 반대로 수소이온이 적을수록 알칼리도는 높아지고 pH농도도 높아진다. 이러한 수소이온농도 (pH농도)의 범위는 1~14까지로, 1~6은 산성이며 1은 강산, 6은 약산이다. 그리고 7은 중성, 8~14는 알칼리성으로, 숫자가 커질수록 알칼리성도 높아진다.

기적의 효소

제3장

우리를 괴롭히는 질병을 근본적으로 치료해 주는 효소

인류의 수명은 체내 효소의 함량과 밀접한 관계가 있다. 우리 몸의 효소 저장량과 에너지는 정비례한다. 나이가 들어갈수록 효소는 조금씩 감소하게 되는데 효소의 함량이 신진대사의 요구를 충족할 수 없는 수준까지 감소하면 사람은 사망하게 된다. 만성적인 질병을 가진 환자나 노인은 체내 효소 함량이 낮다.

실험에 따르면 젊은 사람들의 신체 조직 내에는 비교적 많은 효소가 저장되어 있고, 반대로 노인들에게는 많이 부족하다고 한다. 젊은 사람들은 익힌 음식(효소가 이미 파괴된 상태)을 먹어도 기관 및 체액 내에서 분비되는 효소의 양이 노인보다 많다. 이는 노인들이 오랜 기간 익힌 음식을 섭취해 효소 저장량이 이미 거의 소모되었기 때문이다. 반면 젊은 사람들은 최고치의 효소 저장량을 유지한다.

젊은 사람들은 체내에 비교적 많은 효소를 가지고 있기 때문에 흰 밀가루로 만든 빵, 탄수화물 함량이 높은 음식 및 익힌 음식을 섭취해도 큰 영향을 받지 않는다. 그러나 효소의 저장량은 연령이 높아짐에 따라 감소하므로 식습관을 바꾸지 않으면 변비, 혈관 질병, 출혈성 종양, 복부의 더부룩함 및 통풍 등의 질병에 걸리게 된다. 노인들은 체내 효소가 갈수록 감소하므로 음식물을 제대로 소화시킬 수 없을 뿐만 아니라 소화기관에 이상 발효가 발생해 독소가 생성된다. 이러한 독소는 혈액에 흡수되어 관절 및 기타 연골 조직에 저장된다.

만성질병이란 병적인 증상이 수주, 수개월 심지어는 수년 동안 지속되는 것을 의미한다. 만성질병은 우리 몸을 괴롭히는 최대의 원흉으로 효소, 비타민, 미네랄 등의 미량 원소를 끊임없이 소모시킨다. 만성질병 환자의 혈액, 소변, 대변 등 각 조직 내의 효소 함량은 지나치게 낮다. 반면 급성질병에 걸린 경우 혹은 만성질병의 초기에는 효소 함량이 매우 높을 때도 있다. 이는 환자의 체내 조직에 아직 효소가 완전히 소실되지 않았으므로 대량으로 방출되어 병과 싸울 수 있음을 의미한다. 그러나 병이 악화될수록 효소의 양은 감소한다.

약보다는
효소로 보신하라

일반적으로 나이가 들어갈수록 병을 앓는 사람이나 운동량이 많은 사람은 필요로 하는 효소의 양이 점점 높아진다. 이는 사람에 따라 다르고, 정해진 답은 없지만 특별히 주의해야 할 몇 가지 사실이 있다. 연령이 높아질수록 효소의 저장량은 감소하고, 노인은 젊은 사람에 비해 체내 효소가 부족하다. 그러므로 될 수 있는 한 체내의 효소를 보충하면 장수할 수 있다.

급성 혹은 만성질병에 걸리면 효소는 건강할 때보다 더욱 신속하게 소모된다. 한시라도 빨리 병을 치료하고 싶다면 효소를 복용하면 어느 정도 효과를 볼 수 있다. 저혈당증, 내분비 부족, 과도 비만, 거식증, 쉽게 긴장하는 등의 증상에 효소의 복용은 매우 효과적이다. 운동선수의 경우, 분명 일반적인 사람들보다 비타민, 미네랄, 농축 식품을 더 많이 섭취할 것인데, 과연 이를 신체에 어떻게 흡수시키고 이용할 것인가? 답은 바로 효소다. 운동선수는 효소를 보충하는데 주의해야 한다. 체온이 상승하거나 운동을 하면 효소 사용량이 평소보다 높아지고, 탄수화물도 비교적 빨리 연소되므로 더 많은 영양분을 보충할 필요가 있기 때문이다.

골고루 먹는다고 반드시 균형 잡힌 영양을 섭취할 수 있는 것은 아니다

효소, 탄수화물, 단백질, 지방, 비타민 및 미네랄은 모두 인체가 정상적인 운행을 유지하는 에너지의 근원이다. 당신이 일을 할 때 인체는 신속하게 에너지를 소비하고 긴급한 보충을 필요로 한다. 사람들은 비록 균형 잡힌 영양을 중요시하지만 이는 영양에 대해 단지 절반만 이해하고 있는 것이라 할 수 있다. 일반적으로 사람들은 영양분이 전부 신체에 흡수되고 이를 충분히 이용할 수 있을지 신경을 쓴다. 여기서 가장 중요한 포인트는 '이용'이다. 음식물의 소화와 영양분의 흡수 등 섭취한 음식물을 이용하는 데 매우 중요한 역할을 하는 것이 바로 효소인데, 우리가 섭취하는 음식물에는 효소가 부족하다.

효소는 혈액, 근육, 조직 및 기관 내에 광범위하게 분포되어 있고 신진대사와 깊은 관련이 있다. 효소 없이 인체는 운행될 수 없고, 영양을 흡수하거나 단백질을 소화시킬 수 없다. 그렇게 되면 복부의 더부룩함, 피로, 경직, 동맥경화가 발생한다. 게다가 소화되지 않은 지방은 혈액을 끈적이게 만들어 산소와 콜레스테롤이 완벽하게 이용되지 않는다. 효소의 부족으로 인한 단점은 예를 들어도 끝이 없다. 그런데도 우리는 균형 잡힌 영양은 중요시하면서 효소는 소홀히 하고 있다. 우리가 먹는 음식에는 영양이 풍부하게 함유되어 있지만 인체 활동에 필요한 효소가 부족하다. 또한 비타민은 반드시 효소와 결합하므로 비타민을 효소의 보조물질이라 부른다. 이러한 비타민도 충분히 섭취해야 우리 몸이 정상적으로 운행된다.

커피, 단백질의 과잉 섭취는 역효과를 부른다

만약 커피, 고단백질 음식 혹은 기타 흥분제를 과잉 섭취해 비정상적인 신진대사가 진행되면 신진대사율이 빨라지고 효소가 신속하게 소모된다. 이로 인해 사람은 기력이 왕성하다는 착각을 하게 되지만 오히려 에너지가 감소하고, 효소는 신속하게 소모되어 결국 빠른 노화를 불러일으킨다.

또한 고단백질 식품은 사람을 흥분시키고 인체에 심각한 상해를 초래한다. 만약 우리가 단백질을 과도하게 섭취하면 간과 신장 내의 효소가 이를 분해시킨다. 분해 후 생성된 부산물은 이뇨제 같은 작용을 하고, 요소는 신장을 자극해 더 많은 양의 소변을 만들어낸다. 이러한 상황에서 몸속의 미네랄은 소변과 함께 쉽게 몸밖으로 배출된다. 그중에서도 칼슘의 유실이 가장 심각하다.

매일 단백질 75그램과 칼슘을 1.4그램 이상 섭취하면 우리 몸은 더 많은 칼슘을 소변으로 배출한다. 인체에 칼슘이 흡수되지 않고 유실되어 버리는 것이다. 유실된 칼슘을 보충하기 위해 우리 몸은 골격에 저장된 칼슘을 사용하므로, 이러한 상황이 오래 지속되면 골다공증이 생긴다.

비타민을 보충할 때 반드시 주의해야 할 점

앞서 단백질이나 음식을 과잉 섭취하면 효소, 비타민 및 미네랄이 유실된다고 이야기했다. 우리 몸속의 효소 저장량이 급속하게 소모되거나 저장되기 시작할 때 효소 보충제를 복용하고 유기농 생식을 하면 효소의 저장량과 신체 에너지를 높일 수 있다.

몸에서 열이 날 때 배출되는 소변과 운동할 때 흘리는 땀에는 각종 효소가 함유되어 있다. 또한 소변, 대변, 땀 그리고 단백질, 지방, 탄수화물, 비타민 및 미네랄의 노폐물에서도 효소를 발견할 수 있다.

우리는 매일 비타민과 미네랄 등의 영양분을 보충하면서도 오히려 효소의 보충이나 생식을 하려는 노력을 소홀히 한다. 효소를 충분히 보충하지 않는 상황에서 비타민과 미네랄만 섭취하는 것은 오히려 우리 몸에 해가 된다. 우리 몸은 부족한 효소를 다른 기관에서 흡수한 효소로 대체한다. 이러한 상황이 오래 지속되면 효소의 소모와 이른 노화, 에너지 부족이 발생한다.

비타민이 흡수되기 위해서는 효소가 필요하고, 효소의 작용에도 비타민이 필요하다. 임상 연구를 통해 비타민을 복용할 때 효소 캡

슐을 첨가하면 인체가 필요로 하는 비타민과 미네랄의 양이 감소한다는 사실이 발견되었다.

효소가 부족하면 심혈관 문제가 발생한다

심혈관질환은 이미 전 세계 선진 국가의 10대 사망 원인 중 하나가 되었다. 심혈관질환은 혈관의 경화 혹은 순환 장애를 일으키는 순환계 질환이다. 혈관의 경화를 일으키는 요소는 매우 다양한데 그중 하나는 혈액 속의 콜레스테롤과 고지혈 단백질이다. 효소가 부족하면 이러한 성분이 완전히 분해되거나 흡수되지 않고 혈관 벽에 침전되어 있는데 이러한 상황이 오래 지속되면 혈관의 경화를 일으킨다. 혈관이 경화되면 말초 모세혈관 부분에 혈응괴가 형성되기 쉽다. 만약 혈응괴가 뇌의 모세혈관을 막으면 뇌졸중을 일으키고, 심장의 모세혈관을 막으면 심근경색을 일으켜 사망하게 된다. 설령 가까스로 위급한 상황을 넘긴다고 하더라도 식물인간이 될 염려가 있는 매우 무서운 질병이다.

만약 평소에 종합 효소를 복용하면 혈액 속의 고지혈 단백질, 혈응괴가 분해되어 혈압을 낮출 수 있다.

해로운 물질을 무해한 물질로 바꾸는 콜레스테롤 분해

콜레스테롤이 과도하게 높으면 심혈관질환을 일으키기 쉽다. 콜레스테롤을 분해해 유용한 물질로 만들기 위해서는 우선 혈액 속에 충분한 효소가 있어야 한다. 효소에 의해 유리된 콜레스테롤은 우리 몸에 흡수되고 이용되지만 그러지 못한 콜레스테롤은 혈관벽에 경화 현상을 일으킨다. 일반적으로 사람들은 콜레스테롤을 보이지 않는 살인자라고 생각한다. 그래서 콜레스테롤이라면 무작정 두려워하고 심지어는 콜레스테롤이 함유된 음식은 먹지도 않는다. 이처럼 콜레스테롤을 무조건 기피하는 행동은 사실 옳지 않다. 대신 콜레스테롤에 대한 공포심을 없애기 위해 평소에 효소를 보충하는 편이 훨씬 낫다. 효소는 우리 모두가 유해하다고 믿는 물질인 콜레스테롤을 인체에 유익한 물질로 바꾸어 준다. 효소를 자주 복용하는 사람은 분명 성기능이 증진된다는 사실을 느낄 수 있을 것이다. 이는 효소가 혈액 속의 콜레스테롤을 대량으로 분리해 인체의 호르몬으로 전환시킨다는 명확한 증거다.

종합 천연식물효소가 심혈관질환을 방지하는 작용을 하는 이유는 혈전과 동맥벽의 콜레스테롤 덩어리를 용해시키기 때문이다. 만약 콜레스테롤을 낮춰 주는 다른 약물이나 건강 보조 식품을 병행한다면 훨씬 효과적으로 혈중 콜레스테롤 농도를 낮출 수 있을 것이다.

효소는 소염작용, 항혈소판 응고작용, 혈전 용해 촉진, 동맥벽의 콜레스테롤 용해 등의 작용을 하므로 순환계통 장애를 개선시킨다. 효소의 항염작용은 동맥경화, 중풍, 노인성 치매, 파킨슨병 등에 모두 개선 효과가 있다.

노화와 성인병의
이유는 전부
'산(酸)'이다

세포 내 효소 중에는 생장할 때 반드시 외부에서 특정한 물질을 가해서 생산량을 증가시켜야 하는 효소가 있는데 이를 '유도 효소 inducible enzyme'라 부르고, 이러한 현상을 효소 생합성의 유도induction 라 한다. 이와 같은 유도 현상은 일찍이 19세기 말에 발견되었다. 세균이 일정한 환경에 적응해 생산하는 효소, 즉 '적응 효소adaptive enzyme', 속칭 '대사성 효소'가 대부분 이러한 유형에 속한다.

신체는 연령이 증가함에 따라 각 기관의 기능이 점점 감퇴하고, 이로 인해 효소의 종류와 양이 감소한다는 사실이 학자들의 연구를 통해 밝혀졌다. 예를 들어 머리카락의 멜라닌 효소 생성기능이 감퇴하면 흰머리가 자라나기 시작하는데 이는 노화의 시작이라 할 수 있다. 이와는 반대로 체내의 효소 결핍이 노화 현상을 일으킨다고 생각하는 관점이 있다.

효소의 양은 인체의 건강과 매우 밀접한 관계가 있다. 만약 효소의 생장과 합성이 파괴되면 각종 질병이 발생한다.

효소가 파괴되면 질병이 찾아온다

생물체가 유전자 기능과 활성을 유지하는 한 생물 세포 속에 항상 존재하는 효소를 가리켜 '구성 효소constitutive enzyme'라고 한다. 이는 우리 몸의 소화를 담당하는 '소화 효소'를 예로 들 수 있다. 아미노산의 인체 내 합성은 유전자의 제어를 받는다. 그러므로 유전자가 아미노산을 생성하는 기능 혹은 효소를 합성하는 중요한 기능을 잃게 되면 다운증후군, 지중해 빈혈 등과 같은 유전적 질병이 발생하기 쉽다.

체내의 효소 작용이 쇠약해지거나 감소되면 다양한 증상이 나타난다. 이러한 증상을 치료하려면 우선 정상적인 식습관을 가져야 하고, 건강한 생활환경이 필요하다. 그러나 현대인들이 과연 건강한 생활을 할 수 있는 환경에서 살아갈 수 있을지는 큰 문제다. 그 이유는 공기, 수질, 토양오염, 약품, 방부제 등 직접적 혹은 간접적으로 효소의 기능에 영향을 끼치는 요소들이 너무 많기 때문이다. 체내 효소의 부족으로 인한 증상을 치료하는 또 다른 방법은 체내와 동일한 효소를 직접 섭취하는 것이다. 사람들이 '체외 효소'를 비교적 많이 섭취한다면 체내 효소 저장량이 신속하게 고갈되지는 않을 것이다. 우리 몸의 신진대사 효소는 비교적 균등하게 체내의 여러 곳에 분포되어 있는데 이는 매우 중요하다.

생활 속에서 인체의 효소 합성과 작용을 파괴하는 원인은 다음과 같다.

• 환경오염 물질

농약, 수질오염, 약물, 공기오염, 소음 등 생활 속의 다양한 오염물질은 효소의 합성과 작용을 파괴한다.

• 높은 온도

효소가 가장 두려워하는 것이 바로 높은 온도다. 섭씨 50도를 넘으면 대부분의 효소는 파괴되기 시작하므로 조리된 식품에는 효소가 함유되어 있지 않다. 원래 식품 속에 존재하는 효소는 소화의 75퍼센트를 감당할 수 있다. 그런데 식품 속에 효소가 부족하면 소화기관이 과도하게 일하게 된다. 이때 대량의 에너지가 필요한데 이는 체내의 다른 기관의 도움에 의지할 수밖에 없다. 사람들이 과식을 하고 나서 종종 졸음이나 나른함을 느끼는 것은 바로 이러한 이유다.

우리 몸이 체내의 효소를 소화기관에 우선적으로 사용하기 위해서는 면역계통의 효소를 빼앗아야 한다. 이에 면역계통이 건강을 유지하는 중요한 임무를 다하지 못하는 것이다.

기적의 효소

- **식습관**

인체의 혈액 수소이온농도는 약산성을 띈다. 만약 체액이 산성에 가까워지면 효소의 합성과 작용에 영향을 끼치고, 노화가 시작된다. 이는 우리 몸의 효소 부족에 영향을 끼치는 최대 원인이다.

산성 노폐물로 인한 10가지 증상

1. 노화

아기가 젖을 떼는 순간부터 노화는 이미 시작된다. 태아는 뱃속에서 어머니에게 영양분을 받아 성장한다. 이러한 영양분은 대부분 알칼리성 물질이므로 태아의 신체는 알칼리성을 띈다. 젖을 뗀후 아기의 신체는 급속히 산성화되기 시작한다. 이는 젖을 뗀 후에먹는 음식(대부분 잡곡)이 산성이기 때문이다. 이러한 현상은 아기가성장함에 따라 더욱 심각해진다.

우리가 섭취하는 음식은 대부분 산성이기 때문에 우리 몸에는 갈수록 많은 산성 노폐물이 축적된다. 설상가상으로 오염된 물과 공기속에서 스트레스를 받으며 살아가는 현대인의 몸속에는 자연 대사보다 훨씬 많은 노폐물이 생성된다. 이로 인해 노화가 급속하게 촉진되고, 다양한 성인병에 걸린다. 게다가 임산부의 경우에는 태아가 알칼리성 물질을 과도하게 흡수하기 때문에 신체가 상대적으로급속히 산화된다. 아이를 낳는 과정에서 산모의 신체는 급속히 쇠약해진다. 입덧 또한 알칼리성 물질이 부족해서 나타나는 현상이다.

2. 암

산성 노폐물이 축적되면 자연 소멸되는 일반 세포와 달리 암세포는 산성 환경에서 생존해 유전자의 돌연변이를 일으키고 끊임없이 형성되며 확산된다.

암세포가 생성되는 원인에는 두 가지 학설이 있다. 하나는 독일의 생화학자 바르부르크Otto Warburg의 '산소 결핍 이론'이고 다른 하나는 일본인 아이하라(愛哈) 박사의 '산성 체질 이론'이다. 바르부르크 박사의 산소 결핍 이론은 건강한 세포에서 산소가 제거되면 그 세포는 암세포로 변한다는 것이다. 그는 이를 실험으로 증명해 노벨상을 획득했다.

아이하라 박사는 약산성을 띠는 건강한 세포는 산성 노폐물이 누적되면 죽게 되는데 만약 세포의 염색체가 변환되어 산성 환경에서 살아남는다면 그것이 바로 암의 시작이라고 이야기한다. 설령 수술로 암세포를 모두 제거하더라도 암이 재발하는 이유는 산성 환경이 계속 존재하기 때문이고, 산성 환경에서 살아남는 세포 또한 계속 존재하기 때문이라는 것이다.

암을 예방하기 위한 방법 중 하나는 염색체가 산성 환경에서 순조롭게 소멸하도록 변화시키는 것이고, 다른 하나는 평소에 알칼리성 음식을 많이 섭취해 산성 노폐물의 누적을 막는 것이다.

3. 당뇨병

산성 노폐물이 췌장에 쌓이면 기능이 저하되어 인체에 필요한 인슐린을 생산하기 어려워지므로 당뇨병에 걸린다. 즉 당뇨병이 발생하는 근본적인 원인은 췌장에 쌓인 산성 노폐물이 췌장의 활동을 방해해 충분한 기능을 발휘하지 못하게 하므로 적절한 인슐린을 생산하지 못하기 때문이다. 일반적으로 남성은 40세 이후에 당뇨병 증상이 나타나는데 이러한 사람들은 20세 이전에는 당뇨병의 조짐이 전혀 없었던 사람들이다. 40세의 신체와 20세의 신체에는 도대체 무슨 차이가 있는 것일까? 만약 젊었을 때부터 미리 알칼리성 식품을 섭취해 노폐물을 제거했다면 당뇨병을 충분히 예방할 수 있었을 것이다.

4. 고혈압

다른 성인병과 마찬가지로 고혈압도 흔히 볼 수 있는 질환이다. 고혈압을 일으키는 원인으로는 두 가지가 있다. 하나는 물리적인 원인으로, 혈관 내에 쌓인 노폐물이 동맥이나 모세혈관을 좁아지게 만들기 때문에 발생한다. 체내의 산성 노폐물은 혈관을 따라 돌아다니다가 혈관 벽에 쌓여 혈관을 좁아지게 만들거나 모세혈관을 막는다. 우리 몸에 필요한 혈액을 공급하려면 혈액이 좁은 혈관을 통과해야 하기 때문에 어쩔 수 없이 혈압이 높아지는 것이다. 혈압이 불규칙적인 환자는 이러한 유형에 속한다. 또 다른 하나는 화학적인 원인으로, 혈액 속의 고체 상태 산성 노폐물로 인해 산소가 부족해서 우리 몸이 더욱 많은 혈액을 필요로 하기 때문이다.

5. 저혈압

저혈압은 산성 노폐물이 심근 내의 칼슘 이온을 빼앗아 심장의 활동에 장애를 받아 생겨나는 성인병이다. 저혈압 환자가 지속적으로 알칼리성 식품을 섭취하면 알칼리성인 칼슘 이온이 직접적으로 심장에서 사용된다. 혹은 체내의 산성 노폐물이 빼앗은 칼슘 이온을 방출시키도록 하면 정상으로 회복될 수 있다.

6. 신장병 및 신장결석

신장은 혈액 속의 노폐물을 걸러내는 기능을 한다. 산성 노폐물이 신장에 쌓이면 배뇨 기능이 저하되고, 혈액 속의 노폐물은 대부분 우리 몸속을 계속 돌아다니게 된다. 생존을 위해 세포는 계속해서 노폐물을 세포 밖으로 배출하고, 혈액은 노폐물을 운반한다. 그런데 혈액이 과도하게 산성화되면 세포에 노폐물이 계속 남게 되고 이로 인해 신장병이 발생한다.

신장결석도 신장 내의 '고체 산성 노폐물'이 혈액 속의 칼슘 혹은 마그네슘을 흡수해 만들어진 산성염이 다른 물질과 함께 쌓여서 발생하는 것이다.

7. 골다공증 및 류머티즘

골격은 인과 칼슘의 결합물로, 적당한 인과 칼슘이 있어야 건강한 조직을 유지할 수 있다. 체내가 과도하게 산성이 되면 골격에서 조금씩 칼슘이 빠져나간다. 설령 건강한 골격에서 칼슘을 30~40

퍼센트 추출한다고 해도 엑스레이에서는 명확하게 드러나지 않는다. 나이가 들면서 키가 작아지고 허리가 굽는 원인은 골격에 칼슘이 부족하기 때문이다. 또한 칼슘 부족의 근본적인 원인은 체내의 산성화를 조정하기 위해 골격에서 칼슘이 빠져나가기 때문이다.

산이나 노폐물이 관절 부근에 쌓이면 류머티즘이 발생한다. 류머티즘은 관절 주위가 빨갛게 붓고 극심한 통증을 느끼는 병으로, 알칼리성 음식을 섭취하면 극심한 고통이 사라지고 자주 재발하지도 않는다. 그러므로 류머티즘 환자는 약을 복용하지 않아도 알칼리성 음식을 먹으면 통증을 100퍼센트 해소할 수 있다. 이는 알칼리성 식품이 류머티즘이 생긴 부위에 우선적으로 공급되기 때문에 발생하는 현상이다.

8. 만성 변비

알칼리성 식품을 섭취해 변비를 해소하는 사람이 많이 있다. 이러한 현상이 과연 심리적인 현상인지 아니면 화학 혹은 의학적 현상인지 탐구하기 위해 한국 국립 서울대학교 의학과 내과 교수 최규완 박사는 1989년 9월 21일에 물과 건강, 질병이라는 강연회에서 실험 결과를 발표했다. 1년 이상 변비를 앓고 있는 15명(남성 10명, 여성 5명)을 대상으로 임상실험을 진행한 결과 정기적으로 알칼리성 식품을 섭취한 환자 12명(남성 8명, 여성 4명)은 1~2주 이내에 하루에 한 번 변을 보게 되었다.

최 박사는 변비 환자가 알칼리성 식품을 섭취하기 전과 후에 증상의 현저한 차이를 보이며, 모든 사람의 증상이 크게 완화되었고, 자각 증상도 명확히 호전되었다는 결론을 내렸다. 대장이 원활하게 대변을 배출하기 위해서는 대장의 벽에서 분비되는 윤활제가 필요한데, 대장이 산성화되어 혈액순환이 순조롭지 못하면 윤활제 분비가 부족하므로 변비에 걸리는 것이다.

9. 스트레스와 두통

스트레스를 받을 때, 우리 몸의 산성은 증가한다. 스트레스에는 육체의 운동으로 인한 물리적 스트레스와 정신적인 피로로 인한 화학적 스트레스가 있다. 물리적 스트레스는 충분한 휴식을 통해서 해소할 수 있지만 정신적인 스트레스에는 따로 휴식이 없다. 끊임없이 가해지는 스트레스는 신체에 매우 위험하다. 근로자들의 과로사, 40세를 전후한 장년층의 돌연사, 시험을 준비하는 학생들이 겪는 두통 등은 모두 끊임없는 스트레스에서 비롯된다.

10. 숙취

숙취는 알코올(강산성)이 간에서 분해되지 않고 혈액 속을 떠다니며 갈증과 두통을 일으키는 현상을 의미한다. 이때 알칼리 성분이 풍부하게 용해되어 있는 알칼리수를 마시면 혈액의 산성도를 중화시키고 간의 활동도 활발해지기 시작한다. 그러므로 술을 마신 다음날 아침에도 머리가 맑고 위도 편안하다. 이는 알칼리성 식품이 알코올을 분해하고, 술 때문에 산성화된 체질을 알칼리성으로 변

기적의 효소

화시키기 때문이다.

위의 증상들을 종합해 볼 때, 현대인들에게 최대의 적인 성인병의 원인은 산성 노폐물의 축적에 있다고 할 수 있다.

노화와 성인병의 자연법칙

첫째, 우리가 섭취하는 음식은 세포 내에서 연소되고, 남은 찌꺼기는 산성 노폐물이 된다.

둘째, 이러한 산성 노폐물이 체내로 배출되지 않으면 혈액 속을 떠다니며 고체화되고, 인체의 각 부위에 서서히 축적된다. 이것이 바로 사람이 노화하는 원인이다. 고체화된 산성 노폐물이 축적된 부위는 혈액순환이 원활하지 못하고, 체내의 각 기관이 충분한 혈액과 산소를 공급받지 못해 그 기능을 잃는다. 이것이 바로 성인병의 시작이다.

셋째, 알칼리성 체질은 바로 생명력을 유지하는 비결이다. 70억 인구가 살아가고 있는 이 지구에는 매일 수많은 아기가 태어나고, 병이나 노화로 인해 수많은 사람이 이 세상에 작별을 고한다. 도대체 '노화'란 무엇인가? 사람이 건강하게 장수할 수 있는 방법은 없는 것인가? 현대 과학은 이러한 비밀을 밝혀내기 위해 오랫동안 노력해왔고, 현재는 이미 그 답에 한걸음 다가갔다. 효소는 바로 그러한 답 중의 하나다.

인류는 대부분의 음식물을 가열해서 섭취하는 까닭에 천연식물이나 동물 속에 존재하는 효소가 파괴된다. 그러므로 현대인이 대자연의 효소를 섭취할 기회는 많지 않다.

일본인이 회를 좋아하고, 에스키모가 날 생선을 먹는 것으로 미루어 볼 때 날 생선에 함유된 효소가 일본인의 장수 비결 중 하나라는 사실을 유추할 수 있다. 야생동물이 대자연이라는 환경 속에서 생존할 수 있는 이유는 동물 및 식물을 생으로 섭취하므로 병에 쉽게 걸리지 않기 때문이다.

이러한 이유로 있는 그대로의 음식물을 섭취하는 유기농 생식법은 신선한 채소 및 과일 섭취와 천연 과채주스 마시기를 강조하는 것이다.

노화가 두렵다면
올바른 식품을
먹어라!

현대 과학이 찾아낸 노화의 원인은 뜻밖에 간단했다. 답은 바로 우리가 평소에 먹는 음식 안에 있었다. 산성 노폐물을 중화시키고 체외로 배출하는 알칼리성 식품은 노화와 질병을 늦출 수 있는 유일한 해결책이다. 알칼리성 물질로 산성 노폐물을 제거해 치료하거나 예방할 수 있는 질병에는 암, 고혈압, 저혈압, 당뇨병, 신장병 등이 있다. 또한 골다공증, 류머티즘, 만성 설사, 변비, 비만, 두통, 입덧, 피부병, 과민증, 백일해 등 산성 노폐물이 일으키는 대부분의 질병에 우수한 효과를 발휘한다.

건강한 세포는 알칼리성인 반면 암세포는 산성이다. 신체의 균형을 회복시키면 성인병을 방지할 수 있다. 알칼리성 체질에는 현대 의학이 발견한 장수의 비결과 생명의 오묘한 진리가 담겨 있다.

산성 식품, 알칼리성 식품은 맛으로 구별하는 것이 아니다

산성 식품, 알칼리성 식품은 맛으로 구별하는 것이 아니라 식품이 소화 흡수를 거쳐 체내에서 대사된 후의 결과를 의미하는 것이다. 식품이 대사된 후 인산염기, 황산염기, 염소 이온 등이 비교적 많이 발생하면 체내에는 쉽게 산이 형성되고, 산성 반응이 일어난다. 반대로 나트륨, 칼륨, 마그네슘, 칼슘 이온이 비교적 많이 발생하면 체내는 알칼리성이 되기 쉽고, 알칼리성 반응이 일어난다.

이는 음식물에 함유된 미네랄 함량과 관련이 있다. 일반적으로 유황, 인산 등의 물질을 비교적 많이 함유하고 있는 식품은 산성 식품이고, 칼륨, 칼슘, 마그네슘 등의 미네랄을 비교적 많이 함유하고 있는 식품은 알칼리성 식품이다.

우리의 위는 음식물을 소화시키고 음식물과 함께 들어오는 병균을 죽이기 위해 pH4도 이하의 산성 상태를 일관되게 유지한다. 평상시 우리가 하루 세끼를 먹을 때 위 속의 산도가 상승해 pH4 보다 낮아진다. 만약 우리가 알칼리성 식품을 섭취하면 위 속의 pH 농도는 4도 보다 높아져 알칼리화 된다.

알칼리성 식품과 물의 신비는 바로 다음과 같은 과정에 숨겨져 있다. 위는 위산을 분비하기 위해 체내에 항상 존재하는 물, 염화나트륨, 탄산 등 세 종류의 분자 중에서 수소와 염소를 결합시켜 HCl(염산)을 생산한다. 이는 위벽에서 분비되어 pH농도를 4이하로 낮춘다. 이때 남은 분자가 결합해서 강알칼리성(탄산수소나트륨)이 생성된다. 탄산수소나트륨이 혈액 속으로 운반되면 혈액이 알칼리화 되고 이에 우리 몸은 알칼리성으로 변한다.

알칼리성 식품은 일반적인 약물처럼 위나 장에 직접적으로 흡수되는 것이 아니라 간접적인 작용을 통해 혈액 속의 알칼리 성분을 자연적으로 상승시키므로 신체에 해를 끼치지 않는다. 특히 비교적 심한 입덧 증상이 있는 임산부도 현저한 효과를 볼 수 있다.

어쩌면 당신이 모를 수도 있는 사실

알칼리수란 무엇인가? 그것은 바로 산소가 수소보다 많이 함유된 물을 가리킨다. 그러므로 알칼리수를 마시면 일반적인 물을 마실 때보다 더 많은 산소를 섭취할 수 있다. 알칼리수는 우리 몸에 흡수된 후 체내에 누적된 산성 노폐물을 중화시킨다. 산성 노폐물은 혈액에 녹아든 다음 소변 혹은 땀을 통해 몸밖으로 배출된다. 성인병은 몸밖으로 배출되지 못한 산성 폐기물이 기관에 쌓여 세포를 죽여서 발생하므로 알칼리수는 특히 우수한 성인병 치료제로 인식되고 있다.

실제로 암을 전문으로 치료하는 미국의 병원에서는 환자들에게 하루 7컵의 생수를 마시게 함으로써 상당히 좋은 치료 효과를 얻고 있다. 생수의 수소이온농도는 pH7.5의 약알칼리성으로, 암세포(산성 노폐물)를 중화시키고 치료 효과를 상승시킨다.

 간단히 분류하면 알칼리성 식품으로는 채소, 과일, 천연조미료 등이 있고, 산성 식품으로는 녹말, 생선, 육류, 알류, 유제품, 술, 가공 식용유, 인공조미료 등이 있다. 그리고 중성 식품으로는 콩류, 견과류 등이 있다.

 동물성 식품 중에서는 우유를 제외한 대부분이 산성 식품이다. 식물성 식품 중에서는 오곡, 잡곡, 콩류를 제외한 대부분이 알칼리성 식품이다. 그리고 소금, 간장, 설탕, 커피, 차 등은 모두 중성 식품이다. 그러나 소수의 예외도 있는데 예를 들어 자두 같은 경우는 원래 알칼리성 식품에 속해야 하지만 함유된 유기산이 인체에서 대사되지 않아 체내에 산성 반응을 남기므로 산성 식품이다. 이와 달리 귤이나 레몬에 함유된 유기산은 인체에서 대사되므로 귤과 레몬은 알칼리성 식품이라 할 수 있다.

 우리가 먹는 음식은 99퍼센트가 탄소, 질소, 수소, 산소로 구성되어 있고, 나머지 1퍼센트는 무기 광물로 이루어져 있다. 무기 광물은 다시 알칼리성 광물과 산성 광물로 나뉜다. 알칼리성 광물은 소화된 후 알칼리성 노폐물을 생성한다. 알칼리성 광물이 비교적 많이 함유된 음식으로는 다시마, 생강, 강낭콩, 시금치, 바나나, 표고버섯 등이 있다.

강알칼리성 식품

- 과일 – 레몬, 매실

- 채소 – 다시마, 김, 곤약, 양파, 고수, 생시금치, 생콜리플라워, 생마늘, 생
  피망, 고구마잎, 공심채, 쑥갓, 용수채, 유채 등

- 음료 – 무가당 꽃차, 무가당 생강차, 갓 짜낸 과채주스

- 요리 – 생채 샐러드, 무침 샐러드, 김치, 신선한 밀묘종즙

중알칼리성 식품

- 과일 – 만다린 오렌지, 파파야, 무화과, 포도, 키위, 구아바, 수박, 블루베
  리, 사과, 생올리브, 배, 무가당 건포도, 무가당 건크렌베리

- 채소 – 표고버섯, 오크라, 오이, 샐러리, 차조기, 동갓, 상추, 여주, 배추,
  양배추

- 뿌리채소 – 비트, 묵은 생강, 당근, 우엉

- 콩류 – 숙주, 콩나물, 알팔파 싹, 그린 빈, 두부, 건조 두부, 더우화(콩을 연
  두부처럼 만들어 달콤하게 먹는 중국식 디저트), 된장

- 조미료 – 흑후추, 백후추, 마늘, 파, 카레, 로즈마리, 소회향, 팔각, 바질,
  타임, 순수 과일식초, 순수 사물식초(사물이란 당귀, 천궁, 백작약, 숙지
  황을 일컬음)

- 유제품 – 모유

- 음료 – 녹차, 미네랄워터, 과일식초, 묵은 식초, 갓 짜낸 과일주스

- 요리 – 데친 청경채, 청경채 두부탕

- 감미료 – 스테비아, 이소말토 올리고당. 프락토 올리고당, 키실리톨, 에리

스리톨

약알칼리성 식품

- 과일 – 귤, 바나나, 딸기, 앵두, 파인애플, 망고, 복숭아, 멜론, 아보카도, 사과즙, 말린 용안(龍眼)
- 채 – 토마토, 아스파라거스, 옥수수, 팽이버섯, 새송이버섯, 목이버섯, 흰 목이버섯, 가지, 고추, 호박, 작은 오이, 수세미
- 뿌리채소 – 무, 고구마, 죽순, 연근, 토란, 참마, 감자껍질
- 콩류 – 강낭콩, 완두, 올리브, 대두, 풋콩, 팥, 녹두, 제비콩
- 견과류 – 밤, 살구씨, 잣, 검은깨, 흰깨, 호박씨, 해바라기씨
- 조미료 – 깨장, 순수한 간장, 양조 식초, 천연염(암염, 해염, 호염)
- 기름 – 냉압착 동백기름, 냉압착 올리브유, 냉압착 아마씨유, 냉압착 야자유, 냉압착 참기름, 냉압착 땅콩기름
- 곡류 – 아마란스, 좁쌀, 와일드 라이스, 발아미
- 알류 – 송화단(松花蛋, 달걀을 삭힌 음식)
- 유제품 – 유청, 생 양젖
- 음료 – 가당 생강차, 무가당 블랙커피, 무가당 콩국, 신선한 토마토주스
- 술 – 감주, 맥주 효모
- 요리 – 볶은 청경채, 소금물에 데친 청경채
- 감미료 – 꿀, 당밀, 단풍당밀

약산성 식품

- 과일 – 자두, 시판 과일주스
- 뿌리채소 – 껍질을 벗기지 않은 감자
- 콩류 – 누에콩, 검은콩, 병아리콩, 동부
- 견과류 – 아메리칸 월넛, 밤알, 땅콩, 호두
- 조미료 – 순수 조림 간장, 말린 생선 분말, 사타이 소스, 굴 소스, 정제한 소금
- 기름 – 일반 동백기름, 일반 올리브유, 일반 참기름, 일반 땅콩기름, 정제하지 않은 옥수수유, 정제하지 않은 대두유, 포마스 올리브유, 심해어유, 해표유
- 곡류 – 발아 소맥, 현미, 배아미
- 육류 – 야생동물의 고기, 야생 어류, 해삼, 대합조개
- 알류 – 알의 흰자위, 삶은 달걀, 계란탕, 달걀찜, 소금에 절인 오리알, 어란
- 유제품 – 요거트, 생우유, 고온 살균 처리한 양젖
- 음료 – 홍차, 가당 사과주스, 가당 콩국, 캔에 든 토마토주스
- 술 – 레드와인
- 감미료 – 정제한 벌꿀, 흑당

중산성 식품

- 뿌리채소 – 껍질을 벗긴 감자
- 조미료 – 인공 간장, 인공 식초

- 기름 – 정제한 샐러드유, 정제한 야자유, 버터, 돼지기름, 소기름

- 곡류 – 십곡미(十穀米), 옥수수, 메밀, 귀리, 보리, 수수

- 육류 – 칠면조, 닭고기, 양고기, 새우, 게, 돼지 간, 소 간, 양식 어류

- 알류 – 볶은 달걀, 달걀노른자

- 유제품 – 크림, 고온 살균 우유

- 음료 – 조미한 커피, 밀크 티

- 술 – 흑맥주, 화이트와인

- 간식 – 무가당 초콜릿, 파인애플 빵, 푸딩, 마멀레이드

- 녹말 가공식품 – 통밀빵, 잡곡빵, 메밀면, 과일 케이크, 튀긴 취두부, 유부, 샤오빙(燒餠, 밀가루를 넓게 펴서 참깨를 뿌려 구운 빵), 두부피, 냉국수, 미타이무(米苔目, 대만식 칼국수), 당면, 즈마탕위안(芝麻湯圓, 속에 깨가 들어 있는 경단), 삼각 김밥

- 기타 외식 – 자장면, 커쯔몐셴(蚵仔麵線, 걸쭉한 굴 국수), 당귀 양고기탕, 야오둔파이구(藥燉排骨, 돼지 등갈비를 약재를 넣은 간장에 졸인 음식), 마유지(麻油鷄, 닭다리에 참기름을 뿌려 요리한 것), 생강 오리탕, 팔보죽, 돼지피 묵, 우동, 짬뽕

- 감미료 – 백설탕, 각설탕

강산성 식품

- 조미료 – 화학조미료, 가오셴(高鮮, 대만의 조미료)

- 기름 – 수소화 식물유(인공 버터, 식물성 유지방, 수소화 팜유), 산화된 모든 기름

- 곡류 – 백미, 소맥, 밀가루

- 육류 – 소고기, 돼지고기, 조개류, 오징어, 굴, 잔생선 말린 것, 베이컨, 햄, 소시지, 햄버그, 러우쑹(肉松, 고기에 조미를 해 말려서 만든 분말), 육류 통조림

- 알류 – 달걀 프라이

- 유제품 – 치즈, 아이스크림, 치즈케이크, 연유

- 음료 – 사이다, 콜라

- 술 – 생맥주, 진, 보드카, 고량주, 미주, 사오싱주(紹興酒)

- 간식 – 가당 초콜릿, 사탕

- 녹말 가공식품 – 흰 밀가루로 만든 빵, 만두, 국수, 달걀 국수, 면, 쌀가루, 도넛, 크로와상, 크로켓, 케이크, 슈크림, 유탸오(油條, 속이 비어 있는 꽈배기 같은 음식. 중국인들이 주로 아침에 콩국에 찍어 먹음), 감자칩, 감자튀김, 튀긴 춘권, 과자, 인스턴트 라면, 경단탕, 멘진(麵筋, 밀가루를 반죽해 튀긴 음식), 무떡, 찹쌀순대

- 기타 외식 – 후추빵, 소고기 호떡, 족발면, 닭튀김, 우육면, 돼지고기튀김 도시락, 닭다리 도시락, 오리고기밥, 돼지고기 버거, 소고기 버거, 핫도그, 닭고기 튀김, 새우튀김, 어묵, 통닭, 쭈이지(醉鷄, 술에 담근 닭), 양고기탕, 통오리구이, 궁바오지딩(宮保雞丁), 오리고기죽, 찰밥, 찹쌀밥, 사치마(沙琪瑪, 부드러운 강정 같은 중국 전통 과자), 러우겅몐(肉羹麵, 고기가 들어간 걸쭉한 면)

- 감미료 – 아스파탐, 사카린

제4장

환자를
철인으로 만드는
분자교정의학

분자교정의학이란 무엇인가? 바로 세포의 정상적인 대사에 필요한 물질인 영양소를 보충 및 조절하고, 우리 몸속의 산소 농도의 변화를 이용해 체내의 균형과 정신의 안정을 유지하는 것이다. 이를 통해 인체의 자연치유력을 높이고, 질병을 예방하고 치료할 수 있다.

병을 뿌리 뽑으려면
우선 그 원인을
찾아야 한다

세균은 항생제로 소멸시킬 수 있지만 현대 성인병이 발생하는 원인은 결코 세균이 아니다. 현대 성인병을 치료하려면 반드시 몸과 마음을 전체적으로 관찰해야 한다. 그러기 위해서는 세포 분자 수준의 대사기능을 연구하고, 어떻게 하면 세포가 대사를 진행하는 데 필요한 영양소와 산소를 충분히 공급할 수 있는지 연구해야 한다.

하나라도 부족하면 연쇄적으로 영향을 끼치는 46종의 영양소

생명을 유지하기 위해 우리 몸은 수많은 영양소를 필요로 한다. 영양소 중에는 체내에서 합성되는 종류도 많지만 체내에서 합성되지 않는 46가지 필수 영양소는 반드시 매일 음식을 통해 섭취해야 한다.

- 단백질(아미노산) 8종

- 비타민 18종

- 미네랄 20종

이러한 46종의 필수 영양소는 서로 연관성이 있다. 예를 들어 아연, 구리, 마그네슘이 부족하면 우리 몸은 생리기능을 발휘하지 못한다. 그런데 아연은 망간이 있어야 그 기능을 발휘하고, 망간은 크롬이 있어야 작용한다. 이러한 미량 원소는 모두 우리 몸속의 효소반응 및 필수 영양소와 밀접한 관련이 있다. 그러므로 한 가지라도 부족하면 그 영향을 받는 다른 영양소에 변화를 일으키고 기능을 감소시킨다. 즉 한 가지 영양소가 부족하면 다른 영양소도 쓸모가 없어진다고 할 수 있다.

유기 '게르마늄'과 산소의 항암작용

게르마늄은 우리 몸에 중요한 물질이지만 46종의 영양소에 포함되지 않는다. 비록 게르마늄이 46종의 영양소와 관련이 있기는 하지만 게르마늄은 '종속' 관계에 속한다고 할 수 있다. 산소와 반응하는 게르마늄은 소화, 흡수, 대사와 직접적인 관계는 없으나 산소를 통해 영양소와 관계를 맺는다. 즉 게르마늄과 산소의 결합은 46종의 필수 영양소와 필적한다고 말할 수 있다. 그러므로 게르마늄에게 주어진 역할이 얼마나 중요한지 반드시 이해해야 한다.

게르마늄Germanium은 희귀 원소의 일종으로 원자번호는 32다. 1885년에 독일의 과학자 빙클러Clemens Alexander Winkler가 아지로다이트argyrodite의 화학 분석을 통해 발견한 물질로, 이에 독일에 기원한 영문명이 붙게 되었다.

반도체에 속하는 게르마늄은 비정상적인 여분의 전자를 끌어들이는 물질로 우리가 흔히 말하는 '자유기'다. 게르마늄은 신체의 정상적인 세포를 파괴하는 비정상적인 여분의 전자를 끌어들여 세포의 정상적인 기능을 유지시킨다. 그러므로 '유기 게르마늄'은 호기성을 상승시켜 암의 발생을 감소시킨다(단 무기 게르마늄은 사람을 중독시킨다).

세계적으로 유명한 암 연구 전문가인 독일의 바르부르크Otto Warburg 박사는 자신이 발표한 논문에서 "암세포의 발생 원인은 산소에서 비롯된다"고 단언했다. 캐나다 몬트리올대학의 셀리에Hans Selye 교수는 연구 보고서에서 "인체의 혈관이 조금씩 단단히 축소되면 혈액의 유량이 감소하고 이러한 혈관이 위치한 기관은 병변을 일으킨다"고 지적하고 있다. 혈액의 유량이 감소하는 주요 원인은 산소를 운반하는 헤모글로빈의 감소로 산소 부족 현상을 일으키기 때문이다. 그러므로 인체 내부에 산소가 부족하지 않다면 수많은 병변의 발생을 방지할 수 있다. 분자교정의학요법에서 '게르마늄'은 가장 중요한 원소다. 또한 유기 게르마늄은 '산소를 보충하거나 산소를 대신해 체내 효소의 반응을 강화'하는 작용을 하므로 몸속의 유독 물질을 배출하는 데 큰 도움이 된다.

기적의 효소

일본 도호쿠(東北)대학 항산균 연구소의 암 권위자 사토 슌로(佐藤春郎) 박사는 "혈관 속의 암세포는 혈류를 따라 이동한다"고 지적했다. 암세포는 혈관 벽에 들러붙어 침식하고 파괴한 후 혈관 벽을 뚫고 나와 번식한다. 반면 '게르마늄'은 혈류를 막힘없이 잘 통하게 하고, 강력한 산화작용을 통해 암세포의 점도를 낮춰 암세포가 혈관 벽에 들러붙지 않게 한다.

현대 질병의 공통적인 원인

현대 질병(만성병)이라 불리는 고혈압, 당뇨병, 심장병, 암 등은 효소, 산소, 영양소가 장기적으로 부족하기 때문에 발생한다.

과거의 의학은 '증상이 곧 질병'이라고 여겼기 때문에 오로지 증상을 치료하는 데만 노력을 기울였다. 그러나 증상은 단순한 결과일 뿐이므로 결과에만 주목하면 절대 그 원인을 밝힐 수 없다. 이는 원인과 결과가 뒤바뀐 것이나 마찬가지다. 그렇게 되면 절대 정확한 치료를 할 수 없다.

고혈압은 병이 아닌 경고다

고혈압은 당뇨병과 달리 직접적으로 치명적인 상황을 유발할 수 있다. 우리는 고혈압을 신체의 기관이 위험한 상황에 빠진 경고신호라고 생각해야 한다. 우리는 '고혈압으로 인한 동맥경화' 같은 말을 자주 듣고, 의학서적에도 그렇게 기재되어 있다. 그러나 이와는 반대로 동맥경화가 진전되어야 비로소 고혈압 증상이 나타난다고 해석해야 한다.

만약 신체의 몇몇 기능이 정상적으로 운행되지 못하면 비정상적인 상황이 발생해도 이를 깨닫지 못하고 예측할 수 없는 결과를 불러온다. 그러나 신체가 보내는 귀중한 경고신호를 받으면 몸의 이상을 발견하고 조기에 치료할 수 있다. 문제는 고혈압 자체가 아니라 고혈압을 일으키는 진정한 원인을 찾아내고 제거하는 것에 달려 있다.

의사가 처방해 주는 혈압강하제는 혈압을 확실히 낮춰 주기는 하지만 고혈압의 원인을 제거하지는 못한다. 이는 경고신호가 잠시 사라지는 것에 지나지 않는다. 만약 혈압강하제 복용을 멈추면 혈압은 즉각 상승한다. 우리 몸의 기능은 정직하고 정확하기 때문에 경고신호를 억제하는 약을 중지하면 즉시 경고신호를 발신하기 시작한다. 그러므로 혈압강하제는 고혈압의 근본적 원인을 치료하지 못한다. 혈압을 낮추려면(실제로는 경고신호를 정지시키는 것) 어쩔 수 없이 계속해서 약을 복용해야 한다. 이처럼 병의 증상에만 초점을 맞추는 치료법은 두 가지 심각한 문제를 일으킨다. 첫째는 약의 부작용으로, 간, 췌장, 위에 해를 끼친다. 또한 중추신경 등을 손상시켜 성교 능력이 상실되거나 심지어 암을 일으키기도 한다.

둘째는 간접적인 부작용이다. 혈압강하제를 통해 경고신호가 멈

기적의 효소

쳐있는 동안에도 고혈압을 일으키는 원인은 나날이 악화되어 간다. 혈압강하제를 복용하면 실제로 혈압이 내려간다고(이는 일시적인 현상임) 믿고 진정한 원인을 소홀히해 오히려 병의 원인을 계속 악화시킨다. 이것이 바로 진정한 비극이라 할 수 있다. 어떠한 대사이상이든지 한 단계 더 악화되면 약물의 직접적인 부작용보다 더욱 무서운 결과를 불러일으킬 수 있다. 신체가 정상적인 기능을 발휘해 기껏 '고혈압'이라는 위험 신호를 보냈는데도 이를 '신호 불량'으로 여기고는 무시해 버리는 것이다.

혈압을 상승시키는 5가지 원인

고혈압은 '속발성 고혈압'과 '본태성 고혈압'으로 분류할 수 있다. 그중 '속발성 고혈압'은 신장이나 부신의 질병 혹은 특수한 혈관 질병 등이 원인으로 발생한다. 속발성 고혈압은 2차성 고혈압이라고도 부르는데 그 원인이 확실한 고혈압이다.

우리가 중시해야 할 고혈압은 '본태성 고혈압'이다. 현대 의학은 그 원인을 아직 완전히 이해하지 못하고 있다. 원인이 불분명하므로 물론 치료할 방법도 없다. 고혈압 자체는 사람을 사망에 이르게 하지 않으므로 사인에 속하지 않는다. 정확하게는 일종의 병적 증상(고혈압증)이라 할 수 있다. 그러나 고혈압을 방치해두면 뇌졸중 혹은 심근경색 등 각종 질병을 초래하고, 이로 인해 사망하는 경우가 매우 많다.

고혈압을 일으키는 원인은 대략 5종류로 나눌 수 있다.

① 혈관 벽의 약화

② 고지혈증 및 혈관 내부의 콜레스테롤 축적

③ 콜레스테롤을 분해하는 체내 효소 결핍

④ 혈액의 상태 불량, 특히 점도가 높아지는 경우

⑤ 칼륨, 나트륨의 균형이 깨질 때

첫 번째 상태는 일반적으로 '동맥경화'라 부른다. 혈관의 세포가 석회화되면 혈관 벽이 딱딱하게 변하는데, 이는 주로 칼슘 부족 때문이다. 대동맥은 신체의 깊은 곳에 위치하므로 만약 경화가 되어도 즉시 알아차리지 못한다. 그러나 중동맥인 '상완동맥' 혹은 '외경동맥'은 경화된 상태를 직접적으로 알 수 있다.

상완동맥은 상완(上腕)의 안쪽에 위치하며 외경동맥은 목의 바깥쪽에 위치하므로 피부 표면에서 직접 만져진다. 손가락으로 동맥을 눌러 보면 맥박을 알 수 있다. 이 부분에 경화가 발생하면 혈관 골이 부풀어 올라 딱딱한 느낌이 들고, 때로는 딱딱해졌다 부드러워졌다 기복을 보이기도 한다. 경화가 진전되었을 때는 눈으로만 봐도 맥박이 뛰는 것을 알 수 있다. 이는 동맥경화가 상당히 진전된 상태라 할 수 있다. 어느 날 압력이 한계를 뛰어넘으면 혈관이 갑자기 파열되어 출혈이 일어난다. 만약 대동맥 혹은 중동맥이 파열되면 대량의 출혈이 발생하므로 즉시 사망에 이르게 된다.

우리의 인생은 단지 0.01밀리미터 굵기에 불과한 혈관에 의해 지배되고 있다. 사람의 모세혈관은 약 50억 갈래로 이를 일직선으로 연결하면 10만 킬로미터에서 16만 킬로미터에 달한다. 모세혈관은 신체의 각 부분에 분포되어 있는데, 주사를 맞을 때 주사바늘이 피부를 한 번 찌르는 것만으로도 400∼500줄기의 모세혈관이 끊어진다. 우리는 길고 복잡한 모세혈관의 정상적인 운행을 유지하려면 평소의 건강관리(영양소를 충분히 제공하는 것)가 얼마나 중요한지 인식해야 한다. 특히 뇌의 모세혈관이 끊어지는(뇌졸중) 원인은 칼슘 부족이라는 사실에 주의해야 한다. 칼슘 부족은 동맥경화를 일으키므로 평소에 효소를 많이 보충해야 한다. 이는 동맥경화를 완화시키는 데 도움이 되고, 신진대사를 촉진시킨다.

일반적으로 고혈압으로 인한 혈관 파열은 모세혈관의 파열을 의미한다. 모세혈관의 굵기는 머리카락의 십 분의 일 정도로, 적혈구 하나가 가까스로 통과할 정도다. 뇌에 위치한 모세혈관이 끊어지면 치명적이기 때문에 매우 위험한 상태라 할 수 있다.

대뇌는 일정한 운동 영역을 지배하고 있으므로 만약 어떤 영역을 맡고 있는 부분의 모세혈관이 끊어지면 손 혹은 안면이 마비되고, 다소 굵은 모세혈관이 끊어지면 목숨을 잃는다. 모세혈관이 끊어지면 그 부분 너머로는 혈액이 더 이상 흐르지 못하고, 그 혈관을 통해 생존하는 세포에 산소와 영양소를 전달할 수 없다. 결국 이러한 세포는 산소와 영양소 부족으로 괴사에 이르게 된다.

단지 머리카락의 십 분의 일에 지나지 않는, 육안으로는 볼 수 없는 혈관이 끊어지면 국가를 이끄는 대통령이나 세계적으로 저명한 학자 혹은 재계의 리더나 평범한 사람도 모두 불구자가 되어 버린다.

에너지 균형이 깨지면 저혈압이 찾아온다

우리 몸에 효소와 산소, 당분이 부족하면 저혈당증이 유발된다. 당은 인체의 주요 연료로, 현재 많은 사람이 저혈당증을 앓고 있다. 저혈당증의 원인은 인체의 에너지 공급에 균형이 깨지기 때문이다. 혈당이 낮으면 모든 기관에 심각한 영향을 끼쳐 신진대사율이 낮아지고, 피로와 심신의 장애를 유발한다. 대뇌는 포도당과 산소에 의해서만 양분이 공급되므로 일단 혈당이 낮아지면 자연히 심신이 나른해지고 기력을 잃는다.

혈당은 내분비선의 뇌하수체선, 부신선, 갑상선, 췌장이 컨트롤한다. 췌장에서 분비되는 인슐린은 포도당(혈당)을 혈액에서 분리하는 작용을 촉진해 혈당을 낮춘다. 또한 간과 근육 세포를 자극해 포도당을 탄수화물인 글리코겐으로 변환시켜 체내에 저장한다. 부신선이 분비하는 에피네프린은 글리코겐을 포도당으로 분해한 다음 이를 혈액 속에 침투시켜 혈당을 상승시킨다. 갑상선에서 분비되는 호르몬은 주로 인체가 산소를 사용하는 속도를 조절하고, 탄수화물을 에너지로 방출하는 속도를 높이는 작용을 한다.

모든 선체는 뇌하수체에 의해 컨트롤되는데 이는 대뇌 시상하부의 지배를 받는다. 시상하부는 신경계통을 통해 정신 상태, 배고픔, 체온 유지 및 혈액에 필요한 양분 등 체내의 모든 정보를 받아들인다.

혈액 속에 아밀라아제가 부족하면 혈당이 상승하는데, 이때 아밀라아제를 섭취하면 혈당치가 정상으로 회복된다. 아밀라아제가 부족한 당뇨병 환자들에게 이를 복용하게 했더니 그중 절반이 인슐린으로 혈당을 조절할 필요가 없어졌다. 아밀라아제 및 다른 효소들이 소실된 가열된 음식물은 혈당에 지대한 영향을 끼친다. 생전분 50그램을 환자에게 먹였을 때 30분 후 혈액 1밀리리터 당 혈당치가 평균 1밀리그램 상승했다. 그리고 한 시간 후 혈당은 1.2밀리그램 낮아졌고, 두 시간 후에는 3밀리그램 낮아졌다. 반면 환자에게 조리된 전분을 50그램 먹였을 때는 30분 후 혈당치가 평균 56밀리그램 상승했다. 그리고 한 시간 후에는 51밀리그램으로 낮아졌고, 두 시간 후에는 11밀리그램까지 낮아졌다.

내분비 불균형이 우리 몸에 끼치는 영향

내분비선이 정상적인 활동을 유지하려면 미량 원소 및 비타민이 필요하다. 예를 들어 갑상선에는 요오드가 필요하고, 부신선에는 비타민C가 필요하다. 과도하게 익힌 음식에는 효소뿐만 아니라 미량 원소 및 비타민도 부족하므로 이를 섭취하는 사람은 쉽게 병이 난다.

사람의 선체는 대뇌의 자극을 받아 호르몬을 분비한다. 혈당이 너무 낮으면 췌장과 부신선이 즉시 호르몬을 분비하고, 내분비선에 공급할 혈액 속의 영양분이 부족하면 시상하부는 식욕을 자극해 배고픔을 느끼게 한다. 조리를 한 음식을 많이 먹으면 호르몬은 더 많은 자극을 받아 폭음폭식을 하게 만들고, 더 나아가 과도한 비만으로 인해 심장질환, 고혈압 등 수많은 질병이 발생한다. 혈당이 빈번하게 오르락내리락 하면 감정의 기복이 심해져 정신적인 균형을 잃게 된다. 또한 내분비선이 과도하게 분비되면 우리 몸은 정상적인 신진대사를 할 수 없고, 몸과 마음에 모두 심각한 악영향을 끼친다.

인체가 섭취하는 가열된 음식은 효소에 의해 소화되고, 소화가 끝나면 노폐물과 독소가 면역계통의 효소에 의해 분해된다. 이런 식으로 오랜 기간 조직 내의 효소를 소모하면 효소의 저장량이 낮아진다.

효소가 부족해서 음식물이 완전히 소화되지 못하면 독성 반응이 나타난다. 혈액의 효소가 정상치보다 낮은 경우, 혈관에 제대로 소화되지 않은 단백질, 지방, 탄수화물 분자가 흡수되면 과민증이 생긴다. 이러한 경우 아밀라아제, 프로테아제, 리파아제를 복용하면 효소는 정상으로 회복되고 과민증도 개선된다.

인체 조직에서 배출된 독소는 혈관에 들어가 호르몬을 분비하도록 내분비선을 자극하고, 나아가 독소를 배출하는 기관을 자극한다. 이러한 악순환이 반복되면 내분비선은 과부하 된다. 이때 효소를 섭취하면 독소를 배출시켜 건강을 유지할 수 있다. 질병의 치료와 건강 유지 차원에서 볼 때 효소는 인체의 각 기관에 도움을 주고 건강을 증진시키는 물질이다.

물론 독소를 배출하는 방법에는 여러 종류가 있고, 독소 배출용 건강식품도 다양하다. 그렇지만 근본을 치료할 수 있는 방법으로는 종합 효소를 복용하는 방법만한 것이 없다.

몸에 부담을 주지 않되 효과는 확실한 효소요법

효소는 악성 종양에서 여드름, 주근깨 등에 이르기까지 광범위하게 인체를 치료하는 효능을 가지고 있다. 일반적인 약품에 비해 몸에 부담을 주지 않으면서도 효과가 좋은 반면 통증을 즉시 없애지는 못한다. 그러므로 우선 일반적인 약품으로 통증을 멈추게 한 다음 효소로 철저하게 치료하는 편이 좋다. 이렇게 현대 의학과 효소를 상호 보완한 치료 방법은 좋은 방법이라 할 수 있다.

효소는 우리 몸의 특정 장기를 목표로 치료하는 것이 아니라 전 방위적인 치료를 한다. 예를 들어 심장병이나 간의 질병에 쓰이는 약품은 심장이나 간이라는 특정 장기의 치료를 목표로 하지만 효소는 그렇지 않으므로 일반적인 약품과 큰 차이가 있다.

반면 효소 치료는 치료 기간이 오래 걸리는 특징이 있다. 효소를 복용한다고 해서 한 시간, 반나절 만에 병이 완쾌되지는 않는다. 설령 여드름이나 주근깨를 치료한다 할지라도 한 달 정도 계속 복용해야 한다. 만약 도중에 복용을 중지하면 예후를 예측할 수 없다. 심각한 병에서부터 주근깨, 여드름 등의 가벼운 증상에 이르기까지 병을 치료하는 원칙은 모두 같다. 그 이유는 효소가 국부에 중점을 둔 것이 아니라 신체 각 부위의 철저한 치료를 강조하기 때문이다.

효소는 율무, 알로에, 마늘, 버섯 등의 건강식품과 마찬가지로 약품이 아닌 식품이지만 건강식품과는 다음과 같은 차이점이 있다.

❶ 종합 효소는 수천 종류의 효소로 구성되어 있고, 그중에는 율무, 알로에, 마늘, 버섯 등의 건강식품에 함유된 성분도 포함되어 있다.

❷ 효소는 위에서 소화 분해작용을 하고, 소장에서 흡수된 후 각 조직과 기관에 충분한 영양을 공급해 치료 효과를 달성한다. 효소의 흡수는 일반적인 약품보다 20~60분 정도 빠르고, 주사보다 대개 3~5분 정도 느리다. 일반적인 건강식품은 우선 위에서 소화 분해되고, 계속해서 장에서 분해된 다음 마지막으로 특효 성분이 흡수된다. 이러한 과정의 속도는 보통 식품과 마찬가지로 1~2시간 정도 걸린다.

효소는 위에 부담을 주지 않으므로 위에 병이 났을 때도 사용할 수 있다. 또한 효소에는 당질을 직접 에너지원으로 전환시켜 이용할 수 있는 성분이 포함되어 있기 때문에 세포와 뇌의 운행에 매우 큰 도움을 준다.

질병을 예방하고
건강을 지키는
손쉬운 효소양생법

효소는 평상시 몸을 보양하는 데 상당히 좋은 제품이다. 쉽게 피로를 느끼고, 화를 내고, 감기에 잘 걸리고, 쉽게 살이 찌고, 얼굴에 주름이 생기는 등의 현상은 체내에 효소가 심각하게 부족하기 때문에 발생한다.

우리 몸이 효소를 얻을 수 있는 방법은 다음과 같다.

❶ 생화학 공장과 같은 역할을 하는 췌장은 매일 다량의 효소를 함유한 체액을 만들어 낸다.

❷ 채소, 과일 등 일상적으로 섭취하는 음식에서 얻을 수 있다. 여기에는 사과, 파파야, 파인애플, 오디, 포도 등이 포함된다. 물론 육류, 어류 및 유제품에도 효소가 함유되어 있지만 섭씨 50도 이상의 고온을 거치면 효소는 소실된다.

❸ 효소 제품을 통해 섭취할 수 있다.

효소는 현대인의 건강을 보양해 주는 보물이라 할 수 있다.

흔히 볼 수 있는 질병을 예방하고 치료하는 효소의 10가지 기능

1. 우리 몸의 가장 뛰어난 청소부, 노폐물을 배출한다

우리 몸이 건강에 좋지 않은 물질을 섭취한 경우, 품질이 낮거나 과도한 양의 3대 영양소를 섭취한 경우에 몸속에는 노폐물이 쌓인다. 또한 배변이 정상적이지 못하거나 변비가 자주 생기면 숙변이 형성되고 다양한 종류의 질병이 쉽게 유발된다.

예를 들어 단백질은 건강에 필수불가결한 요소지만 오히려 건강을 해칠 수도 있다. 적절한 양의 단백질은 세포의 순조로운 운행을 돕지만 과도하게 섭취하면 세포를 파괴하고 질병을 일으킨다.

과도하게 섭취된 단백질은 몸속에서 분해 과정을 거친다. 우선 위에서 분자가 비교적 작은 '폴리펩티드' 및 '펩톤'으로 분해된다. 단백질 분해는 대부분 소장에서 이루어지는데 트립신은 한 단계 더 나아가 단백질을 '펩티드'와 '아미노산'으로 분해한다. 비록 단백질은 에너지를 생산하는 물질이지만 우리 몸은 단백질을 소화시키기 위해 더 많은 에너지를 소모하고 단백질이 남긴 산성 회분을 처리해야 한다. 바꾸어 말하면 단백질은 역에너지원의 일종으로 단백질이 만들어 내는 에너지는 이를 소모하는 양보다 적다는 이야기다.

또한 체내에 남은 여분의 노폐물과 숙변은 몸밖으로 배출되어야 하는데, 유일하게 '효소'만이 이를 더욱 작은 분자로 분해시켜 배출할 수 있다. 변비가 있거나 배변이 원활하지 않은 사람은 외부에서 '효소'를 보충해야만 몸속의 노폐물을 깨끗이 제거할 수 있다. 이러한 효소는 우리 몸의 가장 뛰어난 청소부라 할 수 있다.

2. 항생물질보다 더욱 효과적으로 염증과 고름을 없앤다

염증이란 세포의 특정 부위가 손상을 받아 파괴되어 병균이 번식하고 생장하는 것을 가리킨다. 기본적으로 염증은 환자의 저항력만으로도 완전히 치유되지만 효소를 섭취하면 더 좋은 효과를 볼 수 있다. 효소는 백혈구의 항균기능을 강화시켜 우리 몸에 침입한 병균과 화농성 물질을 제거하고 세포를 재생시키는 기능을 가지고 있다. 특효약품의 항생물질은 병균을 죽일 수는 있지만 세포를 재생시킬 수는 없다.

효소는 위궤양, 십이지장궤양, 대장궤양 등 수많은 염증성 질환에 모두 효과적이다. 위궤양을 일으키는 원인은 매우 다양하다. 위에 손상을 받아 염증이 발생하기도 하고 헬리코박터 파일로리균 등에 의해 일어나기도 한다. 외과적인 치료법은 환부를 절제하는 것이다. 내과적인 치료법은 우선 진통제를 복용해 통증을 멎게 하고, 위의 산도를 완화시키는 것이다.

위액 속의 단백질 분해효소는 산도가 높은 환경에서 효과적으로 단백질을 분해하는데, 산은 위궤양에 자극이 되므로 제산제를 사용하면 염증이 퍼지는 것을 막고 면역력을 증강시켜 신체가 자연적으로 치유된다. 이러한 내과적 치료법으로는 병을 완벽하게 치료하기 어려우므로 소극적인 방법이라 할 수 있다. 반면 효소요법은 내과적 치료법보다 훨씬 적극적인 치료법이다. 효소는 염증을 일으킨 세포에 강력한 항염 효과를 발휘하고, 염증이 발생한 곳에서 생산되는 물질을 서서히 분해한다. 또한 병균이 염증을 일으켜 형성되는 노폐물을 분해한다.

효소는 염증에 매우 효과적으로 직접적인 작용을 하지만 간접적인 작용을 하기도 한다. 효소는 세포의 재활성화와 해독작용을 촉진하고, 혈액을 정화시켜 세포 생성에 필요한 영양소를 운반하는

어쩌면 당신이 모를 수도 있는 사실

효소 제품에는 세포 대사에 필요한 다량의 탄수화물이 들어 있다. 탄수화물은 효소에 의해 연소하기 쉬운 단당(포도당 및 과당)으로 분해되어 소화기관을 돕고 체내 대사의 원동력이 된다. 이는 탄수화물을 음식으로 섭취하는 것과 큰 차이가 있다. 효소는 위나 소화기관의 상처에 무해할 뿐만 아니라 과도한 부담을 주지 않고, 오히려 병이 난 부위가 충분히 쉴 수 있게 한다.

효소를 섭취할 때는 다양한 종류를 섭취해야 몸속에서 동시에 효과를 발휘할 수 있다. 종류가 다양하지 않은 효소는 기능도 제한적이고 그 효과도 크지 않다. 종합 효소에는 소염작용 효과가 있다. 그 이유는 종합 효소가 직간접적으로 '자유기'와 T세포의 부속 분자인 CD44 등을 제거하기 때문이다.

데 도움을 주고 노폐물이 된 바이러스를 배출시킨다. 이와 같은 효소의 종합적인 작용을 통해 질병을 근본적으로 치료할 수 있다.

3. 살균으로 치질을 치료하고 세포를 증식시킨다

우리 몸에서는 백혈구가 살균작용을 하지만 효소도 자체적인 살균 능력을 가지고 있다. 또한 세포 증식을 촉진시키므로 병을 근본적으로 치료할 수 있다. 세균이나 바이러스, 곰팡이 등 병원균의 세포 조직을 구성하는 주요 성분은 단백질과 탄수화물 등이다. 그러므로 각기 다양한 기능을 가진 효소가 종합적으로 기능을 발휘하면 병균에 대항하고 나아가 박멸시킬 수 있다.

항문 열상, 치핵, 탈항, 치루 등을 포함한 치질은 모두 염증을 일으키는 질환이다. 그중에서 치루는 고름이 장 밖으로 빠져나오는 것이고, 이를 제외한 증상은 혈액이 응고되고, 혈관이 부어오르고, 찢어지는 것이다. 효소는 혈액을 정화시키고 바이러스를 분해하며 항균, 항염, 세포를 활성화하는 등 종합적인 기능을 가지고 있다. 또한 염증을 억제하고 바이러스를 배출하며 결핵 바이러스에 대항해 혈액을 정화시키고 세포를 새로 생성시킨다. 그러므로 효소는 치질 치료에 매우 효과적이다.

4. 노폐물을 분해하고 신진대사를 촉진해 제산작용을 한다

효소는 인체 조직의 세포 분해, 대사, 환부 혹은 국부 조직 기관에 남아 있는 이산화탄소, 외부에서 들어온 이물질, 세균, 바이러

기적의 효소

스, 인체 대사 노폐물 등을 배출하는 데 도움을 주어 신체를 정상적인 상태로 회복시킨다.

효소는 음식물의 소화, 흡수를 촉진시키는데 이는 분해작용의 일종이다. 한편 단백질의 성분인 아미노산이 산소가 부족한 상황에서 산화되면 요산이 형성된다. 요산이 과도하게 높으면 관절의 통증을 유발하고, 심지어는 통풍에 걸린다. 이때 퓨린(핵산)이 많이 포함된 식품(콩류, 육류 등 제품)을 금지하는 것만이 요산을 감소시키는 유일한 방법은 아니다. 만약 체내에 효소가 충분하면 '산소'와 '이산화탄소'의 대사를 강화시켜 요산의 형성도 감소한다.

우리 몸에 젖산이 과도하게 축적되면 피로감과 근육통 등의 증상이 나타난다. 그리고 암모니아 농도가 과도하게 높으면 정신적인 피로, 하품, 심지어 초조함을 유발시킨다. 젖산은 산소가 부족한 상황에서 체내의 포도당이 완전히 산화되지 못해 생성된 '산성 대사물'이고, 암모니아는 대장의 연동운동을 느려지게 하기 때문에 변비 혹은 배변 곤란을 야기해 대변 속의 단백질이 세균에 의해 분해되게 만든다. 체내에 효소가 충분하면 혈액 조직의 수소이온 농도 균형을 조절해 대장의 연동운동을 촉진시켜 배변과 독소 배출에 도움을 주기 때문에 젖산과 암모니아의 양이 감소한다.

5. 혈액을 정화시키고 독소를 배출한다

효소는 적절하지 못한 식습관, 환경오염, 공해, 유해한 약물 등으로 인해 생성된 독소와 유해 콜레스테롤, 혈액 지질 등을 분해하고 배출시켜 혈관을 막힘없이 잘 통하게 하고, 탄성을 회복시켜 혈액순환을 촉진한다.

효소는 혈액 속의 신진대사 노폐물을 몸밖으로 배출할 뿐만 아니라 염증을 일으키는 바이러스 등을 분해하고 배설하는 작용을 한다. 또한 산성 혈액 속의 콜레스테롤을 분해해 약산성을 유지시켜 혈액순환을 촉진한다.

효소는 체내의 모든 기능을 보조하는 역할을 한다. 가수분해hydrolysis 반응에서 소화 효소는 음식물을 과립으로 분해해 간이나 근육에 저장한다. 이렇게 저장된 에너지는 나중에 필요한 때가 되면 다른 효소에 의해 신체가 사용도록 전환된다. 또한 효소는 섭취한 음식물을 이용해 새로운 근육 조직, 신경 세포, 골격, 피부 혹은 선체 조직을 만든다. 이러한 예로는 음식물 속의 인을 골격으로 전환시키는 효소를 들 수 있다. 또한 효소는 결장, 신장, 폐, 피부 등이 독소를 배출하는 데 도움을 준다. 예를 들면 요소의 형성을 촉진하고 암모니아 물질을 소변을 통해 배출시키는 효소, 이산화탄소를 폐에서 배출시키는 효소 등이 있다.

그밖에도 효소는 유독성 물질인 과산화수소hydrogen peroxide를 분해해서 건강한 산소를 방출시킨다. 또한 철분을 혈액에 집중시키고, 혈액의 응고를 도와 출혈을 멈추게 한다. 게다가 산화작용을 촉진해 산소를 다른 물질과 결합시키고, 산화작용을 통해 에너지를 생산한다. 또한 효소는 독성을 가진 노폐물을 몸밖으로 쉽게 배출할 수 있는 형태로 변환시켜 혈액을 보호한다.

기적의 효소

6. 세포를 새로 생성하고 피부를 젊게 유지시킨다

효소는 정상 세포의 증식과 손상된 세포의 재생을 촉진해 세포를 건강하게 회복시키고, 풍부한 탄력을 유지하게 만든다.

여드름은 인체의 호르몬 분비가 왕성한 시기에 나타나는 정상적인 현상이다. 만약 모낭 내의 분비물을 처리할 때 세균에 감염되면 모낭에 염증이 생겨 '화농성 여드름'으로 변한다. 올바른 처치를 하지 않으면 다른 모공에도 염증이 생기고 얼굴 전체가 울긋불긋해진다. 효소를 복용하면 여드름을 없애줄 뿐만 아니라 피부를 보호하는 데 큰 도움이 된다. 현재 생물 의학적으로도 효소가 피부노화 방지에 효과가 있다는 사실이 인정되고 있다.

7. 면역력을 높이면 암이나 종양도 억제할 수 있다

현대 의학의 과제는 과거의 바이러스성 질병에서 '면역기능'과 관련된 질병으로 변천했다. 소위 면역기능이란 몸밖에서 침입한 이물질이나 병원체 혹은 몸속에서 생성된 이물질이나 병원체 및 그 기능을 제거하는 능력이다. 이러한 임무를 맡고 있는 주요한 존재는 바로 백혈구로, 구체적으로는 호중성 백혈구, 대식세포, T세포 및 B세포 등이 있다.

체내에 이물질(항원이라 부름)이 침입하면 먼저 '보조 T세포'가 이를 인식하고, 이어서 B세포가 항원을 파괴하는 데 필요한 항체를 생성하도록 촉진시켜 체내에 침입한 불청객을 소멸시킨다. 그리고 우리 몸속에는 '조절 T세포'가 있어서 과도한 항체 생성을 막아 균형을 유지한다.

이물질을 먹어치우는 세포는 호중성 백혈구와 대식세포다. 특히 대식세포가 세균을 삼키면 이는 즉시 T세포에 전달되고, T세포는 B세포에 이물질을 파괴하는 항체를 만들라는 명령을 내린다. 인체의 면역기능은 매우 정교하다. 일단 면역 시스템에 문제가 발생하면 면역력이 저하되고 생명에 영향을 끼친다. 면역력이 떨어진 암 환자가 효소 제품을 복용하면 증상이 눈에 띄게 호전되고 심지어 완쾌되는 경우도 있다. 그 이유는 효소가 암세포를 분해하고, 간접적으로 면역력을 상승시켜 치료 효과를 볼 수 있게 만들기 때문이다. 또한 효소에는 종양이 계속해서 성장하거나 전이되는 것을 억제하는 효과가 있다.

8. 다양한 기능을 통해 류머티즘성 관절염을 개선시킨다

류머티즘성 관절염 환자는 20세에서 30세에 이르는 여성이 대다수를 차지한다. 류머티즘성 관절염은 전신의 관절 활동이 원활하지 못하고 통증을 수반하는 질병으로 발염 부위가 자극을 받으면 더욱 악화된다. 초기 증상은 무릎 통증으로 나타나는데 효소로 치료하면 완치될 확률이 대략 30퍼센트 정도다. 그러나 일단 만성이 되면 효소로도 치료하기 어려운 병이다.

증상이 가벼운 경우에는 2, 3개월간 효소요법을 시행할 수 있다. 만약 만성이라면 6개월 이상이 소요되고, 될 수 있는 한 일상적인 움직임을 줄여야 한다. 효소가 류머티즘성 관절염에 효과가 있는 이유는 효소의 모든 기능, 그중에서도 항염, 세포 재생, 혈액순환을 촉진시키는 혈액정화기능이 치료에 도움이 되기 때문이다.

9. 인슐린 분비를 조절해 당뇨병을 근본적으로 치료한다

당뇨병은 우리 몸속의 인슐린 분비가 정상적으로 이루어지지 않거나 췌장에 염증이 생겨서 인슐린 분비가 감소해 당분의 대사 장애를 일으키는 질병이다. 물론 선천적인 당뇨병도 있다. 당뇨병에 걸리면 대사되지 않은 당분이 소변을 따라 몸밖으로 배출되므로 체내에 당분이 비축되지 않는다. 그러므로 환자가 수시로 당분을 보충해야 하는데, 과도하게 보충하는 경우에는 증상을 악화시킨다.

효소는 인슐린의 정상적인 분비를 효과적으로 조절하므로 당뇨병을 근본적으로 치료할 수 있다.

10. 모근을 활성화시켜 대머리도 머리카락이 자라게 한다

효소를 장기간 복용하면 대머리인 사람도 머리카락이 자랄 수 있다. 효소의 작용은 혈액순환 장애를 개선시킨다. 혈관 속의 혈액에는 노폐물도 있고, 영양분도 있다. 만약 두피 밑의 모세혈관이 압박을 받아 가늘어지면 모근 세포 속의 노폐물이 배출되어 혈관으로 들어갔을 때 혈액이 잘 통하지 않게 된다. 효소는 노폐물을 분해하고 몸밖으로 배출시켜 혈액순환을 촉진하고 영양분을 운반하는 작용을 동시에 진행한다. 혈액순환이 원활해지면 영양분이 우리 몸에 골고루 운반되고 이에 따라 세포 활동도 활발해진 다. 그러므로 대머리인 사람도 다시 머리카락이 자라날 수 있는 것이다.

노화를 방지하고 싶다면
우선 자유기를
제거하라

자유기란 '단독으로 짝을 이루지 않는 전자를 가진 원자, 분자, 혹은 이온'을 의미하는 것으로 인체의 모든 부분에서 생성된다. 예를 들어 세포 내의 에너지를 생산하고 산화작용을 진행하는 주요한 부분인 미토콘드리아 등이 있다. 미토콘드리아는 산화작용을 하기 때문에 자유기가 생성되는 주요 지점이라 할 수 있다.

비교적 활동적이며 짝을 이루지 않는 전자인 자유기는 성질이 불안정하기 때문에 다른 물질에서 전자를 빼앗는다. 원래 짝을 이루지 않는 전자가 짝을 이루려 하는 이유는 비교적 안정된 물질이 되고자 하는 특성 때문이다. 자유기에게 전자를 빼앗긴 물질은 불안정해지므로 또 다른 물질의 전자를 빼앗으려 한다. 그리하여 일련의 연쇄 반응chain reaction이 일어나고 전자를 빼앗긴 물질은 파괴된다. 인체의 노화와 질병은 바로 이러한 이유로 시작된다. 특히

10대 사망 원인 중 첫 번째로 손꼽히는 암을 일으키는 장본인이 바로 '과잉 자유기'다.

과잉 자유기를 제거하려면 '항산화 효소'의 수고가 필요하다

우리 몸속에는 자체 생산되는 몇 가지 종류의 '항산화 효소'가 존재한다. 이는 인체가 자유기에 대항하는 제일 방어선으로, 과산화물이 생성되면 즉시 작용을 발휘해 산화환원작용을 통해 과산화물을 해가 비교적 적거나 무해한 물질로 변환시킨다. 항산화물질로는 과산화물 제거 효소Superoxide Dismutase(약칭 SOD), 글루타티온 과산화 효소Glutathione Peroxidase(약칭 GSHP), 카탈라아제Catalase 등이 있다.

'과산화물 제거 효소'는 효소의 일종으로 여분의 자유기를 제거하는 효소형 항산화제다. 연구에 의하면 거북이가 장수하는 이유는 체내에 비교적 많은 SOD를 함유하고 있기 때문이라고 한다. 식품 중에는 대두, 깨, 곡물의 배아(발아미, 소맥 배아 등)에 풍부하게 함유되어 있다. SOD가 함유되어 있는 종합 효소 제품은 우리 몸에서 자유기를 제거하는 데 큰 도움을 준다. 최근에는 생체공학 기술을 이용해 SOD를 단독으로 제조한 제품도 판매되고 있다.

'글루타티온 과산화 효소'는 과산화물 제거 효소와는 다른 유형의 항산화제다. 이는 카탈라아제와 협력해서 과잉 자유기를 완전히 제거한다. 현재는 이러한 두 종류의 효소도 생체공학 기술을 이용해 생산해 단일 효소 제품으로 판매하고 있다.

기적의 효소

SOD 효소는 분자가 큰 화합물로 위와 장에서는 비교적 흡수되기 어렵다. 주사를 맞지 않는 한 구강으로 복용하는 경우에는 반드시 SOD 와 비슷한 종류의 화합물을 찾아야 한다. 본질적으로 효소는 아니지 만 SOD와 같은 기능을 가진 물질을 'SOD 유사물질'이라 부른다.

'SOD 유사물질'은 생체공학 기술을 통해 만들어진다. 콩류, 채 소와 과일, 천연 초본 식물, 버섯류 및 나무껍질에서 추출해 발효 를 시켜 얻을 수 있다. 영지, 표고버섯, 대두, 소나무껍질, 포도씨, 위성류(渭城柳) 등을 예로 들 수 있다. 'SOD 유사물질'은 분자가 비 교적 작은 편이어서 쉽게 흡수되고, 체내에 머무르는 시간도 비교 적 길기 때문에 효과적으로 자유기를 제거한다.

우리 몸이 스스로 만들어 내는 항산화 효소

항산화 효소	존재 위치	작용	보조 인자 및 하루 권장량	보조 인자의 주요 식품 공급원
과산화물 제거 효소Superoxide Dismutase (약칭 SOD)	미토콘드리아, 세포질	산소 유리기 → 과산화수소수 +산소	아연 : 여자-12밀리그램, 남자-15밀리그램 (최대 50밀리그램을 넘지 않도록 한다) 구리 : 2밀리그램	아연 : 해산물, 육류, 간, 알, 황두, 땅콩 구리 : 간, 육류, 어류, 새우, 견과류
글루타티온 과산화 효소Glutathione Peroxidase (약칭 GSHP)	혈액, 간, 미토콘드리아, 세포질	과산화수소수 → 물+산소	셀레늄 : 여자-55마이크로 그램, 남자-70마이크로 그램	해산물, 파, 양파, 마늘
카탈라아제 Catalase	인체의 각종 조직	산소 자유기 → 물+산소	철 : 여자-15밀리그램, 남자-10밀리그램 (성인)	육류, 어류

거북이는 왜 장수할까? 과학자들은 이론적으로 사람의 수명을 120세, 거북이는 150세, 개는 20세로 간주하고 있다. 종에 따른 수명의 차이는 자유기에 의해 결정되는데 거북이가 장수하는 원인 중의 하나는 선천적인 유전자 때문이다. 과학자들은 이미 몇 가지 종에서 수명과 관련된 유전자를 찾아냈다. 그중에는 수명을 연장시키는 '장수' 유전자도, 수명을 단축시키는 유전자도 존재한다. 거북이가 장수하는 또 다른 이유는 체내의 '항산화 효소' 함량이 비교적 높기 때문이다.

그밖에도 거북이는 신진대사가 비교적 느린 편이다. 거북이와 인간의 심박동을 비교했을 때 1분 당 심박동수는 각각 32와 72로, 거북이의 심박동이 느리고 대사 역시 느리다. 거북이는 피부가 벗겨져도 아픔을 느끼지 않고, 시간이 한참 지나야 새로운 피부가 돋아난다. 사람의 신진대사는 비교적 빠른 편이어서 회복도 빠르다. 거북이는 신진대사가 느리기 때문에 섭취한 음식이 소화 흡수되는 시간도 비교적 느리다. 이것이 바로 거북이가 장수하는 이유다.

소나무 껍질에 함유된 40여 종의 활성물질

소나무 껍질에는 'SOD 유사물질'이 포함되어 있다. 원산지가 프랑스인 소나무Conifer Pinus Pinaster의 껍질 속에는 'SOD 유사 활성물질'이 함유되어 있는데 이를 피크노제놀Pycnogenol이라 부른다. 이 물질에는 효소를 포함한 40여 종의 생물 활성 성분이 함유되어 있는데 주로 플라본, 글루코실 에스테르, 유기산, 카테킨, 페놀산, 알칼로이드, 프로시아니딘^{Procyanidies} 등이 함유되어 있다.

이러한 소나무 껍질 추출물^{pine bark extract}은 1킬로그램당 단지 1그램밖에 추출되지 않는다. 또한 소나무의 연령이 20년 이상이어야 추출할 수 있다. 이러한 소나무 껍질 추출물과 포도씨에서 유래된 올리고머 프로안토시아니딘^{Oligomeric proanthocyanidine}(OPC)에는 우리 몸을 건강하게 해주는 기능이 있다.

❶ 피부를 매끈매끈하고 탄력 있게 만들어 준다.

❷ 모세혈관, 동맥, 정맥 혈관의 건강을 유지한다.

❸ 신진대사를 촉진하고 신체의 건강을 유지한다.

❹ 눈을 보호한다.

❺ 뇌신경의 정상적인 작용을 유지한다.

❻ 스트레스로 인한 영향을 감소시킨다.

❼ 관절의 원활한 활동을 유지한다.

❽ 심혈관을 강화한다.

❾ 암을 예방한다.

❿ 자유기를 제거하고 노화를 방지한다.

효소 양생
식단

파파야잎탕

파파야잎에는 항암 효과가 있는 천연화합물이 풍부하게 함유되어 있다. 먼저 파파야잎을 깨끗이 씻은 다음 잘게 썰어 냄비에 넣은 후 물을 붓고 1시간 30분에서 2시간 정도 끓인다. 물의 양은 얼마든지 상관없지만 대략 1~2 대접 정도 끓여 하루 동안 마신다. 파파야잎의 용량은 1개에서 시작해 점차 3개로 늘리도록 한다.

파파야주스

파파야잎은 탕으로 끓여도 되지만 과육과 함께 물을 넣고 갈아서 압착시켜 주스로 만들 수 있다. 파파야 주스에는 천연화합물이 상당히 풍부하게 포함되어 있고, 열을 가하지 않았기 때문에 파괴되지 않은 파파야 효소가 들어 있다. 위와 같은 방법으로 주스를 만들 때는 최대 1장의 파파야잎을

기적의 효소

사용한다.

과일녹차

껍질을 벗기지 않은 레몬, 자몽 과즙, 사과를 토막으로 썰어 녹차에 넣고 끓여 마신다.

다시마무침

다시마 30그램에 다진 생강과 다진 마늘을 약간 섞어 버무린다. 간장, 미림 두 스푼과 식초, 고추 가루를 약간 넣는다.

카레 두부탕

양파, 새송이, 죽순, 두부, 작은 오이, 그린 카레, 작은 새우를 넣고 포고버섯 분말을 첨가한다.

김 참깨밥

재료 : 구운 김 100그램, 검은깨, 흰깨 각 120그램, 쌀밥

만드는 법 :

① 우선 가위로 김을 실처럼 가늘게 자르고, 방망이로 두 종류의 깨를 부순다.

② 방금 만든 재료를 쌀밥에 넣어 섞어서 먹는다. 한 번에 재료를 많이 준비할 필요 없이 두 주걱 정도면 된다. 남은 것은 보존할 수 있으므로 다음번에 먹도록 한다.

김에는 카로틴, 칼슘, 철분 및 다양한 종류의 효소 등 영양소가 풍부하게 함유되어 있어 위장의 운동을 촉진한다. 깨에는 아미노산, 식물성 섬유 및 미네랄이 대량 함유되어 있어 배변을 촉진한다. 간과 신장에 영양을 공급하는 작용을 하는 깨는 특히 변비에 좋은 효과가 있다. 이러한 깨는 자주 섭취하면 다이어트에 도움이 된다. 음식을 절제하며 다이어트를 할 때 깨를 곁들이면 피부가 개선된다. 깨는 김 참깨밥 외에도 흑임자죽, 참깨 총명탕 등 다양한 조리 방법으로 사용할 수 있다.

다시마 대두절임

재료 : 다시마 300그램, 대두 100그램

만드는 법 :

① 우선 다시마를 채친 다음 끓는 물에 잠깐 끓인 후 건져 낸다. 대두는 냄비에 넣어 물을 붓고 알맞게 삶는다.

② 채친 다시마와 대두를 건져내 물기를 뺀다.

③ 두 재료를 그릇에 담고 그 안에 소금, 간장 등 조미료와 잘게 썬 파를 담아 함께 섞으면 완성이다.

다시마에 풍부하게 함유된 식물성 섬유와 효소는 변의 양을 증가시키고, 비타민과 미네랄은 장운동을 촉진한다. 대두에 포함된 불포화지방산도 배변을 촉진한다. 식이섬유 섭취는 건강한 식생활에 필수불가결한 요소다. 식이섬유는 소화를 촉진하고 변비를 방지한다. 특히 수용성 식이섬유는 대장의 수분을 흡수해 변의 수분 함유량을 높이므로 순조로운 배변을 촉

기적의 효소

진한다. 변비가 있는 사람은 옥수수, 좁쌀, 보리, 목이버섯, 아몬드 등 식이 섬유가 풍부하게 함유된 식품을 섭취해야 한다.

시금치 선지국

재료 : 돼지선지 500그램, 시금치 500그램

만드는 법 :

① 준비해 놓은 시금치의 뿌리를 떼어낸 다음 냉수에 넣어 깨끗이 씻고 줄기를 잘라 낸다. 선지는 잠시 물에 담가 놓았다가 토막으로 자른다.

② 냄비에 물을 넣어 끓여서 시금치 줄기를 넣고 한소끔 끓여 낸다. 그런 다음 선지 덩어리를 집어넣는다. 약한 불로 끓이다가 물이 다시 끓어오르면 남은 시금치 잎사귀를 넣고 함께 끓인다. 마지막으로 조미료를 넣어 간을 하면 완성이다.

위장에 영양을 공급하고 배변을 원활하게 해주는 작용을 하는 시금치 선지국은 여름에 먹기 적합한 음식이다. 특히 여성들이 생리기간에 먹으면 좋다. 시금치에는 풍부한 영양소가 함유되어 있어 카로틴, 칼륨, 철분 등을 보충할 수 있다. 또한 식이섬유가 대량 함유되어 있어 장의 운동을 촉진시켜 변비를 치료해 준다. 시금치죽, 시금치전병, 시금치국 등 시금치를 활용한 다양한 조리법은 모두 다이어트에 도움이 된다.

청경채

청경채에는 풍부한 칼슘뿐만 아니라 인체에 필요한 미량 원소인 철, 망간,

구리, 셀레늄 등이 포함되어 있어 인체의 성장과 발육에 매우 효과적인 식품이다. 또한 노화를 방지하고 신경을 안정시키는 데 큰 도움이 된다. 청경채를 자주 먹는 사람은 화장실을 자주 가는데 이는 청경채가 이뇨작용을 하기 때문이다. 또한 배변을 원활하게 하므로 변비의 고통에서 벗어날 수 있다.

청경채에는 풍부한 영양소가 함유되어 있다. 비타민A와 비타민C가 대량 함유되어 있고, 식이섬유가 많이 들어 있기 때문에 장벽의 운동을 촉진해 소화에 도움을 준다. 또한 치아와 골격의 발육을 촉진하고, 몸속의 열을 제거하고, 잇몸 출혈 등을 방지한다. 게다가 청경채는 항암작용도 뛰어나다.

만드는 법 : 청경채를 잘게 썰어 생강과 함께 끓인다. 이를 많이 마시면 감기와 기침 예방에 좋다.

그린파파야

• 그린파파야차

재료 : 그린파파야 4조각, 대추 3개

만드는 법 : 우선 그린파파야를 가루가 되게 자른 다음 보온병에 넣는다. 이를 끓인 물에 20분 정도 불려서 마신다. 매일 한 번 그린파파야차를 마시면 건강을 유지하는 데 매우 도움이 되는데, 그 이유는 파파야효소인 파파인에 근육을 풀어 주는 효과가 있기 때문이다.

• 그린파파야무침

재료 : 채 썬 생파파야 반개, 피시 소스 3큰술, 새우젓 1작은술, 설탕 반 작

은술, 레몬즙 2큰술, 고춧가루 2작은술 혹은 씨를 빼어 잘게 썬 고추 2

개, 땅콩가루 1큰술, 큼지막하게 썬 고수 적당량, 방울토마토 슬라이스

만드는 법 : 피시 소스, 익힌 새우젓, 설탕, 레몬즙, 고춧가루 혹은 다진 고

추를 전부 넣어 골고루 섞어 미리 냉장고에 넣어 둔다. 그린파파야, 고

수, 방울토마토를 위의 양념과 함께 버무린 다음, 상에 올릴 때 땅콩가

루를 뿌린다.

• 그린파파야죽

재료 : 신선한 파파야 250그램, 쌀 150그램, 백설탕 30그램

만드는 법 : 그린파파야에 물을 붓고, 약간의 수분이 남을 때까지 끓이다 찌

꺼기는 버리고 국물만 남긴다. 거기에 백설탕을 넣고 물을 1000밀리리

터 부은 다음 묽은 죽이 될 정도로 끓인다. 이를 매일 세 차례 복용한다.

그린파파야죽은 더위를 먹었을 때, 설사를 할 때 먹으면 좋고 무좀을

치료한다.

• 파파야우유

재료 : 달걀 노른자 1개, 꿀 1큰술, 그린파파야 반 개, 우유 200밀리리터,

레몬 반 개

만드는 법 : 그린파파야를 조각으로 자른 다음 우유, 달걀 노른자를 넣고

주스로 만든다. 여기에 레몬즙과 꿀을 더하면 파파야 우유의 맛이 더

좋아진다.

여주죽

재료 : 여주, 쌀, 덩어리 설탕

만드는 법 : 쌀을 깨끗이 씻고, 씻어둔 여주와 함께 죽을 끓인다. 죽이 다 되었을 때 덩어리 설탕을 넣으면 완성된다. 더위와 갈증, 이질 등의 질병에 적합하다.

파인애플 여주닭찜

재료 : 파인애플 1개, 여주 1개, 닭다리 2개, 생강 6조각, 절인 동과 1조각, 소금 2작은술

만드는 법 : 여주는 갈라서 씨를 빼고 잘라 데친 후 소금을 약간 넣고 버무려 절여 둔다. 파인애플은 여주와 같은 크기로 잘라 준비한다. 닭다리는 작은 조각으로 잘라 끓는 물에 삶은 후 깨끗이 씻는다. 모든 재료를 냄비에 넣고 5000시시의 물을 넣어 센 불에 끓인다. 다시 약한 불로 줄이고 소금 간을 더해 약 2시간 정도 끓이면 된다.

여주 절인 달걀볶음

재료 : 여주 1개, 절인 달걀 1개, 마늘 1조각, 소금 1작은술, 간장 1스푼

만드는 법 : 우선 여주를 잘라서 준비해 놓고 절인 달걀을 조각으로 자른다. 기름 한 스푼을 둘러 마늘을 볶은 다음 절인 달걀과 여주를 넣어 함께 볶으면 완성이다.

대두갈비탕

재료 : 대두 250그램, 돼지갈비 250그램을 넣고 함께 끓인 후 소금, 파를 넣어 조미하면 유기농 대두를 탕으로 먹을 수 있다.

효과 : 허약한 체질을 보충하고 땀을 그치게 하며, 신장을 건강하게 하고 골격이 튼튼해진다. 영양 불량성 부종과 구루병을 치료한다.

대두대추탕

재료 : 유기농 대두 100그램, 붉은 대추 100그램을 넣고 함께 탕으로 끓인다. 여기에 흑설탕을 적당량 가미한다.

효과 : 자주 먹으면 소아와 여성의 빈혈, 식은땀, 식욕 부진 등을 치료할 수 있다.

대두족발탕

재료 : 대두 2컵, 돼지 뒷발, 잘게 썬 파 혹은 다진 풋마늘, 소금

만드는 법 : 대두는 3시간 동안 물에 불린 후 30분 동안 끓인다. 그런 다음 돼지 족발을 작은 조각으로 썰어 끓는 물에 한 번 끓인 다음 찬물로 깨끗이 헹군다. 대두와 족발을 함께 넣고 푹 삶아 가미해서 먹는다.

콩닭

재료 : 닭다리 2개, 대두 반 대접, 파 2뿌리, 붉은 대추 2개, 간장 4큰술, 설탕 2티스푼, 소금 약간

만드는 법 : 대두는 깨끗이 씻어 물에 약 2시간 동안 불린 다음 물기를 뺀

다. 여기에 닭다리와 조미료를 넣고 부글부글 끓으면 약한 불로 한 시간 졸인다. 그런 다음 잘게 썬 파를 위에 뿌리면 완성된다.

효능 : 대두에는 지방, 단백질, 칼슘, 인, 철분, 레시틴 등의 영양소가 풍부하게 함유되어 있어 원활한 배변을 돕고, 부종을 없애고 종기를 치료한다.

참깨 검은콩국+채소 통밀샌드위치

재료는 무가당 검은콩국과 샐러드유나 마요네즈를 첨가하지 않은 샌드위치다. 이러한 다이어트 아침 식단은 매우 심플해 보이지만 영양소가 충분하면서도 몸에 부담이 되지 않는다.

참깨는 곡류에 속하는 식품으로 지방과 단백질을 공급하며 식이섬유, 비타민, 칼슘, 철분 등의 영양소가 함유되어 있다. 참깨에 함유된 리놀산은 콜레스테롤을 조절하는 작용을 한다.

검은콩국에 함유된 단백질은 열량이 매우 낮다. 또한 탄수화물, 비타민 B1, B2 등을 함유하고 있으며 영양을 제공할 뿐만 아니라 혈액 속의 콜레스테롤을 낮추고 지방산을 감소시킨다.

채소 통밀샌드위치의 채소에는 식이섬유가 풍부하게 함유되어 있어 위장을 깨끗이 청소하고 독소를 배출하는 데 도움을 준다. 그러므로 이러한 아침식사는 영양과 다이어트를 모두 만족시킬 수 있다.

샌드위치용 채소로는 적양배추 약 4~5그램, 청경채 5그램과 약간의 알팔파 새싹을 사용한다.

녹두 찻잎탕 : 신장병에 이용

재료 : 녹두 50그램, 찻잎 5그램

조미료 : 덩어리 설탕 15그램

만드는 법 : 녹두는 깨끗이 씻어 빻은 다음 뚝배기에 넣는다. 여기에 물을 3대접 붓고 물의 양이 1.5대접이 될 때까지 끓인다. 그런 다음 찻잎을 넣고 5분간 끓여 덩어리 설탕을 넣어 섞어 주면 완성이다.

수세미외 녹차탕 : 통풍에 이용

재료 : 수세미외 240그램

보조재료 : 녹차 5그램

조미료 : 소금 2그램

만드는 법 :

① 수세미외의 껍질을 벗겨 깨끗이 씻고 얇게 썬다.

② 얇게 썬 수세미외를 뚝배기에 넣고 약간의 소금과 적당한 양의 물을 넣고 끓인다.

③ 수세미외가 적당히 삶아지면 찻잎을 넣고 그 국물을 마신다.

핵과 음료 : 심혈관 질병, 미용, 노화 방지를 위한 메뉴

만드는 법 :

① 땅콩, 호두, 잣, 밤(율무 가루를 더해도 됨) 이렇게 4종류의 동일한 양의 핵과를 가루로 만든다.

② 이를 뜨거운 물에 넣어 마신다. 70시시의 물에 가루를 2티스푼 넣

는다. 개인의 기호에 따라 설탕을 첨가해도 된다.

재료 : 우엉 1뿌리(40그램), 참깨 약간

식초물 : 식초 3큰술, 끓인 물 3잔

소스 : 간장 4큰술, 과당 1.5술, 끓인 물 1잔(230시시)

만드는 법 :

① 우엉은 수세미로 가볍게 표면을 닦는다.

② 우엉을 가로로 썬 다음 채친다.

③ 우엉을 식초물에 20분 정도 담갔다가 꺼내서 소스에 넣는다.

④ 소스를 펄펄 끓인 후 약한 불로 줄여서 국물이 약간 남을 때까지 졸 이다 불을 끄면 완성이다.

⑤ 냉장고에 넣어 두고 먹을 때 참깨를 뿌린다.

요리비결 : 식초물은 우엉이 산화되어 갈변하는 것을 막아 준다. 우엉은 껍질에 영양분이 많으므로 껍질을 벗기지 말고 수세미로 문질러 깨끗 이 씻는다.

영양성분(1인분) : 열량 57.8킬로칼로리, 단백질 1.1그램, 지방 1.5그램, 탄 수화물 10.7그램, 섬유질 1.9그램, 콜레스테롤 0밀리그램, 비타민C 1.1 밀리그램, 칼슘 13.6밀리그램, 철 0.4밀리그램

무채김치

재료 : 무 40그램, 소금 20그램, 빻은 참깨 8그램

156

양념 : 한국 고춧가루 24그램, 설탕 40그램, 식초 20시시, 참기름 8시시, 갈

은 마늘 8그램, 다진 생강 8그램

만드는 법 :

① 무는 깨끗이 씻어 수세미로 표면을 가볍게 문지른다.

② 무를 채 썰고 소금에 5분간 절인 후 물기를 깨끗이 뺀다.

③ 양념을 넣어 골고루 버무린다.

④ 상에 올리기 전에 빻은 참깨를 뿌려 함께 섞는다.

요리비결 : 빻은 참깨를 넣으면 향이 더욱 좋아진다.

영양성분(1인분) : 열량 76.6킬로칼로리, 단백질 0.7그램, 지방 3.3그램, 탄

수화물 11.7그램, 섬유질 0.7그램, 콜레스테롤 0밀리그램, 비타민C 4.5

밀리그램, 칼슘 8.5밀리그램, 철 0.4밀리그램

미역냉국

재료 : 미역 7그램, 작은 오이 반 개, 끓인 물 3컵

조미료 : 참깨 2작은술, 마늘 다진 것 2작은 술, 식초 5큰술, 설탕 1큰술, 소

금 약간

만드는 법 :

① 미역은 냉수에 10분 불렸다가 깨끗이 씻는다.

② 작은 오이는 깨끗이 씻어 채 썬다.

③ 끓인 물 3컵에 조미료와 미역을 넣으면 완성이다. 일반적으로 냉장

고에 넣었다 먹는 것이 가장 좋다.

④ 먹기 전에 오이채와 얼음을 넣는다.

요리비결 : 차갑게 먹으면 식초의 풍미가 살아나고 시원한 식감을 즐길 수 있다.

영양성분(1인분) : 열량 32.3킬로칼로리, 단백질 0.7그램, 지방 1.4그램, 탄수화물 4.8그램, 섬유질 0.5그램, 콜레스테롤 0밀리그램, 비타민C 3.0밀리그램, 칼슘 9.6밀리그램, 철 0.3밀리그램

당면무침

재료 : 올리브유 2큰술, 당면 2묶음, 공심채 5뿌리(적당한 길이로 썬 것), 당근 4분의 1개(채 썬 것), 파 1뿌리(적당한 길이로 썬 것), 양파 4분의 1개(채 썬 것), 소금 약간, 얇게 썬 고기 5조각(닭고기, 돼지고기 모두 가능, 넣지 않아도 무방함)

조미료 : 간장 2큰술, 설탕 1큰술, 참기름 1작은술, 후춧가루, 참깨 약간

만드는 법 :

① 물을 끓여 당면을 집어넣고 당면이 투명해지면 건져 내어 물기를 뺀다.

② 올리브유 2큰술을 넣고 고기와 채소를 볶는다.

③ 큰 그릇에 당면과 볶은 채소 및 고기를 넣어 고르게 버무린다. 그런 다음 조미료를 넣고 골고루 섞는다.

요리비결 : 당면은 조미료를 흡수하기 쉬우므로 당면과 채소를 먼저 버무린 다음에 조미료를 넣어야 골고루 간이 밴다.

영양성분(1인분) : 열량 231.3킬로칼로리, 단백질 4.3그램, 지방 11.8그램, 탄수화물 27.0그램, 섬유질 1.9그램, 콜레스테롤 6.5밀리그램, 비타민C

158

4.9밀리그램, 칼슘 37.0밀리그램, 철 1.3밀리그램

한국식 떡볶이

재료 : 떡볶이용 떡 12개, 어묵 혹은 구멍 뚫린 둥근 어묵 8개, 물 240시시,

참깨 2작은술

양념 : 한국식 고추장 4작은술, 설탕 8작은술, 양파 4분의 1개(채 썬 것), 파

1뿌리(적당한 크기로 썬 것), 양배추 1접시(작은 덩어리로 썬 것)

만드는 법 :

① 물 240시시, 양념 및 떡을 냄비에 넣는다.

② 물이 3분의 1이 될 때까지 끓인 후 어묵을 넣고 함께 볶는다.

③ 다시 물의 양이 반으로 줄면 불을 끄고 양파, 파, 양배추를 넣고 함

께 섞어 먹는다. 먹기 전에 참깨를 뿌린다.

요리비결 : 채소는 마지막에 넣어야 아삭아삭한 식감을 유지할 수 있다.

영양성분(1인분) : 열량 173.2킬로칼로리, 단백질 3.5그램, 지방 2.8그램,

탄수화물 34.6그램, 섬유질 2.2그램, 콜레스테롤 3.7밀리그램, 비타민C

11.9밀리그램, 칼슘 94.8밀리그램, 철 0.9밀리그램

표고버섯 미나리 오징어볶음

재료 : 오징어 300그램, 말린 표고버섯채 20그램, 미나리 200그램, 조미료,

기름 15그램

만드는 법 : 말린 표고버섯채는 부드러워질 때까지 뜨거운 물에 담가 불리

고, 오징어는 길쭉하게 썰어 데쳐서 비린내를 제거한다. 미나리는 잘

게 썬다. 조미료는 뜨거운 기름에 볶아 향을 더한 후 모든 재료를 넣고 익을 때까지 섞으면서 볶는다.

삼색곤약면

재료 : 팽이버섯 100그램, 작은 오이 채 썬 것 100그램, 당근 채 썬 것 100
그램, 곤약면 100그램, 파 썬 것, 통마늘, 조미료

만드는 법 : 팽이버섯, 작은 오이 채 썬 것, 당근 채 썬 것, 곤약면을 우선
뜨거운 물에 데치고, 통마늘, 파 썬 것을 기름에 볶은 후 모든 재료를
냄비에 넣고 익을 때까지 볶는다.

곤약 김치무침

재료 : 시판 중인 한국 김치 한 통, 곤약 300그램 정도

만드는 법 : 곤약은 우선 뜨거운 물에 데쳐서 냄새를 제거하고 얇은 조각
으로 썬다. 이를 한국 김치와 함께 적당히 버무리면 완성이다.

샐러리 된장무침

재료 : 샐러리 1뿌리, 깨장 3큰술, 된장 1큰술, 말린 크랜베리 약간

만드는 법 :

① 샐러리를 깨끗이 씻은 후 중간을 갈라 약 5센티미터 크기로 자른다.

② 깨장과 된장을 섞어 샐러리에 넣는다.

③ 말린 크랜베리를 뿌린 후 그릇에 담는다.

비트 율무무침

재료 : 붉은 율무 반 그릇, 옥수수 4분의 1그릇, 메밀 반 그릇, 비트뿌리 반

그릇, 노란 파프리카 반 개, 작은 오이 3분의 1개

조미료 : 와인식초 30시시, 로즈 솔트 4분의 1작은술

만드는 법 :

① 붉은 율무, 옥수수, 메밀을 깨끗이 씻은 후 물에 6시간 불렸다가 일

반적인 밥 짓는 방식으로 알맞게 익힌다.

② 비트뿌리는 깨끗이 씻어 껍질을 벗겨 깍둑썰기 하고, 작은 오이와

노란 파프리카도 깨끗이 씻어 깍둑썰기 한다.

③ 1과 2의 재료를 섞어서 간을 하면 완성이다.

하수오 참깨죽 : 항암 효과

재료 : 하수오 10그램, 검은깨가루 2큰술, 덩어리 설탕 10그램, 칡뿌리가루

1큰술

만드는 법 : 하수오에 500시시의 물을 붓고 중간 불로 20분 끓인다. 물이

반으로 줄어들면 하수오를 걸러 낸다. 그런 다음 검은깨가루, 덩어리

설탕을 국물에 넣는다. 칡뿌리가루를 물에 갠 다음 하수오 국물에 넣

어 걸쭉하게 만든다. 약한 불로 끓이다 죽 상태가 되면 먹는다.

하수오는 머리카락의 재생을 촉진하고, 검은깨는 암을 예방한다. 검은깨

에 함유된 단백질, 비타민 B군, 비타민E 및 풍부한 칼슘으로 체력을 보충

할 수 있다.

종합 샐러드 : 항암 효과

재료 : 작은 오이 3분의 1개, 키위 1개, 빨간 파프리카, 노란 파프리카 각각 20그램, 캐슈너트 10그램, 잣 5그램, 레몬 반 개, 패션프루츠즙 20시시, 옥수수 통조림 20그램

만드는 법 : 작은 오이는 씨 부분을 잘라 내고, 키위는 껍질을 벗긴다. 파프리카는 작은 조각으로 썰어 놓고, 캐슈너트와 잣은 오븐에 살짝 굽는다. 레몬은 즙을 낸 다음 패션프루츠즙과 섞는다. 이를 모든 재료와 함께 섞으면 완성이다.

레몬즙과 파프리카에는 베타카로틴, 섬유소가 함유되어 있어 배변을 원활하게 하고 대장암을 예방한다. 옥수수에는 마그네슘, 셀레늄, 제아크산틴 Zeaxanthin, 피토산틴이 들어 있어 항산화작용을 한다. 종합 샐러드는 산미가 있어 식욕을 촉진하지만 설사를 하는 사람은 먹어서는 안 된다.

말린 관자 오골계탕 : 항암 효과

재료 : 말린 관자 3개, 오골계 다리 반 조각, 죽생 10그램, 생강편 2개, 소금 약간

만드는 법 : 말린 조개관자는 물에 4시간 불리고, 오골계는 끓는 물에 데쳐 핏물을 뺀다. 죽생은 물에 담갔다가 물기를 뺀 다음 썰어놓는다. 모든 재료를 이중 전기냄비에 넣고 속 냄비에는 물 2사발, 겉 냄비에는 물 1.5컵을 넣고 전원 스위치가 저절로 꺼질 때까지 끓인 다음 소금을 넣으면 완성이다.

제5장

약이나 주사가 아닌 먹을거리를 통해 자연스럽게 향상되는 면역력

많은 사람들이 스스로 평소 영양을 균형 있게 섭취하고, 자주 운동을 하고, 잠도 충분히 자고 있다고 생각한다. 그러나 여전히 피로를 느끼고, 기력이 없고, 몸이 좋지 않은 이유는 무엇일까? 서양 의학의 진단이나 조사로도 그 원인을 찾을 수 없을 때는 식습관을 바꾸어보는 편이 좋다. 생식을 하거나 가공과정이 비교적 적은 식품을 먹어보는 것이다. 그 이유는 조리된 식품 속에는 이미 효소가 파괴되어 있어 건강과 미용에 도움이 되는 식품을 섭취할 수 없기 때문이다.

조심하라! 피부 연령은 당신의 건강지수를 그대로 드러낸다

피부는 인체에서 가장 면적이 넓은 기관이다. 사람은 노화가 시작될 때 피부를 통해 노화를 가장 쉽게 느끼고, 다른 사람이 당신의 노화를 판단하는 중요한 기준이 된다. 그래서 사람들은 피부의 노화 속도를 늦추고 젊음을 유지하기 위해 노력한다.

반드시 주의해야 할 피부 노화의 경고

노화하기 시작한 피부는 건조하고 얇으며 주름이 생긴다. 또한 피부색과 윤기가 좋지 못하고, 약하며 탄력이 없다. 게다가 노인들 중에는 피부가 거의 양피지처럼 투명한 사람도 있다. 피부 중 가장 탄력이 없거나 마찰이 잦은 부위, 예를 들어 사타구니, 겨드랑이 및 여성의 유방 아래쪽의 표피가 늘어지게 된다. 또한 이러한 곳에 작은 종기가 생겨나는데 이는 통상 40대 여성과 50대 남성에게서 나타난다. 일반적으로는 양성이지만 드물게 악성인 경우가 있다. 때로는 피부암의 전조 현상이기도 하다.

피부가 노화할 때는 때로 '지루성 각화증'이 발생한다. 이는 마치 사마귀처럼 보이는 돌출된 갈색의 반점이다. 치료하지 않는다고 해서 건강을 위협하는 것은 아니지만 보기 좋지 않으므로 절제하거나 액체 질소를 사용하여 제거한다.

'일광성 각화증'도 피부 노화 현상 중 하나며, 악성의 전조가 보이는 질병이다. 이는 액체 질소를 사용해 얼려서 제거할 수 있다. '일광성 각화증'은 장기간 햇빛에 접촉된 피부 부위에 생겨나며 금발이나 붉은 머리를 가진 사람에게서 가장 흔히 볼 수 있다. 형태는 마치 작은 사마귀 같지만 표면이 거칠며 때로는 만지면 딱딱하다. 갈색인 지루성 각화증과는 달리 대부분 진회색이다.

검버섯은 간반(肝斑)이라고도 부르는데 의학적으로는 '착색반(着色斑)'이라 한다. 이 또한 노화 현상의 하나로 면적이 넓고 평평하며 형태가 불규칙적이다. 색깔도 주위의 피부와는 다르다. 피부 중에서 햇빛을 가장 많이 받는 부분, 예를 들어 얼굴, 손등, 양쪽 다리 등에 많이 나타난다. 또한 연령이 증가함에 따라 피부에는 자그마한 선홍색의 버찌혈관종이 생기는데, 대략 85퍼센트의 노인에게서 이러한 혈관종이 자라난 것을 볼 수 있다. 대부분은 몸통에 생기고, 사지에는 생기지 않는다. 이는 노화의 징후 중 하나고 모세혈관이 확장된 것에 불과하므로 인체에는 무해하다.

또 다른 종류의 피부 노화 증상은 '자반(紫斑)'이다. 이는 피부가 얇고, 탄력이 없고, 지방 및 결합 조직을 잃은 노인의 몸에 주로 나타난다. 나이가 들면 피하 혈관이 제대로 지탱되지 않으므로 쉽게 상처를 입는다. 만약 이러한 흔적이 옷으로 덮인 부분 혹은 몸의 어느 한 부위의 출혈과 동시에 나타난다면 반드시 병원에 가야 한다.

자연적으로 피부가 노화되면 탄성 단백질 및 콜라겐이 소실되고 피부 세포가 재생하는 속도가 느려진다. 또한 땀샘 수가 감소하고 피지선에서 분비되는 피지 양이 감소하는 등의 현상이 일어난다. 이는 모두 햇볕, 정신적인 스트레스, 영양불량, 체중의 반복적인 상승과 하강, 폭음, 오염, 흡연에 의해 더욱 악화된다. 그중에서도 가장 중대한 위험 요소는 햇볕에 의한 손상이다.

피부 세포를 활성화시키는 효소의 강력한 재생 능력

효소는 세포를 활성화시키고, 주름을 복원하며 노화를 방지하는 등의 기능이 있다. 또한 신진대사를 촉진해 피부를 환하고 윤기 있게 만든다. 우리 몸의 내부 세포 조직에는 수많은 천연 효소가 존재하지만 이와는 다른 기능을 가진 효소가 피부 속에도 존재한다.

심층 피부 세포의 성장을 도와 피부 세포를 다시 활동하게 만드는 효소도 있고, 피부에 손상을 주는 자외선을 막아내어 피부 표면에 멜라닌이 형성되는 것을 억제하고 나아가 햇볕으로 인한 노화에 대항하는 효소도 있다. 또한 피부를 노화시키는 죽은 세포를 떨어져 나가게 하고 심지어 피부 속의 콜라겐과 탄력 단백질 형성을 촉진하는 효소도 있다.

콜라겐과 탄력 단백질은 피부의 탄력과 밀도를 유지하는 데 중요한 관계가 있는 물질이다. 천연 종합 식물 효소는 우리 몸의 피부 세포를 활성화시키는 효과가 우수하다. 또한 왕성한 활력을 지닌 활성효소는 피부 조직에 깊이 침투해 영양분을 전달하는 뛰어난 매개체 역할을 한다.

다이어트와 보양,
효소를 똑똑하게 활용하면
한 번에 OK

체중이 표준인지 아닌지 여부는 한 사람의 건강을 결정짓는 요소다. 날씬한 몸매를 추구하는 이유는 자신의 용모와 이미지를 높이기 위해서기도 하지만 다른 한편으로 장수와 건강을 위한 선결 조건이기도 하다.

효소가 다이어트에 효과가 있는 것은 당연한 일이다. 종합 효소를 복용하면서 꾸준히 운동과 식이조절을 병행하면 더욱 명확한 효과를 볼 수 있다.

우리 몸속에 들어온 지방은 분해되지 않으면 축적되는데 뚱뚱한 사람의 지방이 분해되지 않는 이유는 익힌 음식의 효소(리파아제 포함)가 이미 파괴되었기 때문이다. 그래서 지방이 간, 췌장, 동맥, 모세혈관 속에 축적된다. 효소가 없는 음식을 먹으면 뚱뚱해질 뿐만 아니라 각 기관의 질병을 초래한다.

가열된 정제 식품은 뇌하수체의 크기와 외관에 극심한 변화를 가져온다. 이는 동물의 뇌하수체를 절제하면 혈액 속 효소의 양이 증가된다는 사실로 증명되었다. 효소는 호르몬을 분비하는 선체에 영향을 끼치고, 호르몬은 효소의 양에 영향을 끼친다.

익힌 음식의 과도한 자극으로 인해 췌장과 뇌하수체에서는 호르몬이 과도하게 분비되고, 이에 전신이 나른해진다. 또한 갑상선이 제 기능을 발휘하지 못해 뚱뚱해진다. 생식은 선체를 비교적 자극하지 않기 때문에 자연스레 체중의 변화도 심하지 않다.

이는 농부가 생감자를 돼지에게 먹이로 주면 돼지가 쉽게 뚱뚱해지지 않는다는 사실을 통해 확실히 증명되었다. 반대로 익힌 음식을 돼지에게 먹이면 돼지는 쉽게 살이 찐다. 효소를 이용한 다이어트는 단식과 병행해 운용할 수 있다. 매주 1~3차례 단식을 하되 한 번 할 때마다 16~24시간 단식을 유지하는 것이다. 단식 중에는 효소로 체력을 보충하고 물을 자주 마시고 운동을 병행하면 좋은 효과를 볼 수 있을 것이다.

비만인지 아닌지 정확히 측정할 수 있는 방법은?

과도한 체중은 종종 동맥경화, 고혈압, 당뇨병, 통풍, 관절염, 신장병 등을 일으킨다. 신체질량지수body mass index(BMI)는 비만을 판단하는 지표로, 몸무게(킬로그램)를 키(미터)의 제곱으로 나눈 값이다. 위생서(衛生署, 우리나라의 보건복지부와 같은 역할을 하는 대만의 관청)가 최근 발표한 국민 비만의 정의 및 처리 원칙에 의하면 신체질량지수가 24를 초과할 때 과체중이고, 27보다 높으면 비만에 해당된다고 한다.

이러한 새로운 기준에 근거하면 대만의 성인 중 약 3분의 1이 과체중이고, 10퍼센트가 비만에 해당한다. 주의해야 할 사실은 위생서는 신체질량지수 외에도 허리둘레를 비만의 첫째 지표로 삼는다는 것이다. '뱃살이 불룩한 체형'을 가진 사람은 특별히 조심해야 한다.

대만의 새롭게 수정된 비만에 대한 정의에서는 신체질량지수 외에 남성의 경우 허리둘레가 90센티미터, 여성의 경우 80센티미터를 초과하면 비만으로 간주한다. 통계에 의하면 '뱃살이 불룩한 체형'을 가진 성인은 15퍼센트에 달한다고 한다. 배가 나온 사람은 지방이 복부에 대량 축적되어 지방간, 고지혈증 등의 문제를 일으키기 쉽다. 설령 신체질량지수가 표준 범위 내라고 하더라도 비만으로 간주해야 한다.

신체질량지수는 다음과 같은 사람들에게는 적용되지 않는다.

① 연령이 18세 이하인 사람

② 운동선수

③ 임산부 혹은 수유 중인 여성

④ 몸이 약하거나 주로 앉아 지내는 노인

⑤ 근육이 발달한 남성 및 여성 보디빌더

기적의 효소

그러므로 사실상 신체질량지수는 절대적인 기준이 아니라 비만을 판단하는 참고자료 중 하나에 지나지 않는다.

체중이 정상이어도 '숨겨진 비만'일 수 있다

비만은 단순히 체중만으로 판단할 수 없다. 체중이 적게 나가더라도 지방 조직이 인체를 구성하는 비율이 정상치를 초과하면 비만이라 할 수 있다. 일반적으로 체지방이 증가하면 체중도 증가하지만 체중이 증가한다고 해서 꼭 비만이 되는 것은 아니다. 운동선수의 경우는 매일 엄격한 훈련을 받기 때문에 체지방이 높지 않은데도 체중이 많이 나간다. 그 이유는 바로 근육 때문이다. 이러한 경우는 비만이라 할 수 없다. 반대로 체중이 정상인 사람이라도 체지방이 매우 높을 가능성이 있는데 이를 '숨겨진 비만'이라 한다. 이는 다음과 같은 3가지 유형의 사람들에게 자주 발생한다.

❶ 기초대사는 연령이 높아짐에 따라 낮아지는데, 운동이 부족해서 젊을 때와 동일한 체중을 유지하는 사람

❷ 과거에 운동을 해서 적당한 근육을 가지고 있었지만 훗날 운동이 부족한데도 체중에 변동이 없는 사람

❸ 다이어트에 실패해 체중이 원래대로 돌아온 사람

❹ 체지방률

지방은 비만을 불러일으키는 원흉으로 우리 몸에 축적된 지방세포가 커지거나 분열로 인해 수량이 증가할 때 비만이 된다. 체내의 지방이 체중에서 차지하는 비율을 나타내는 체지방률은 지방의 양을 가늠하는 지표 중 하나이자 비만을 판단하는 기준이다. 과거에는 비만을 판단할 때 체중을 기준으로 삼았지만 현재는 의학적으로 체지방률을 통해 비만을 판단하고 있다. 우리 몸속의 지방은 거의 전기가 통하지 않지만 근육 조직 속의 수분은 전기가 통하므로 신체의 전기 저항을 이용해 체지방률을 측정할 수 있다.

다이어트를 하기 전에 먼저 이해해야 할 3가지 개념

몸무게는 왜 끊임없이 늘어나는 걸까? 매일 운동을 하고, 음식도 절제하는데 절대 살이 빠지지 않는다고 불평하는 사람들이 매우 많다. 사실 다이어트란 매우 복잡한 행위로, 단순히 한 가지 요소에 의해 성패가 갈리는 것이 아니다. 그러므로 다이어트를 하는 사람은 반드시 기초의학 및 에너지 소모 등의 기본적인 개념을 미리 알아둘 필요가 있다.

첫째, 우리 몸은 수분, 단백질, 탄수화물, 지방 및 미네랄로 구성되어 있다. 남성의 몸은 60퍼센트의 수분, 20퍼센트의 단백질, 20퍼센트의 지방으로 이루어져 있고, 여성의 경우에는 60~70퍼센트의 수분, 10퍼센트의 단백질, 20~30퍼센트의 지방으로 이루어져 있다. 그중에서 단백질의 밀도가 가장 높고, 그 다음이 수분, 그리고 가장 낮은 것이 지방이다.

비록 체중이 감소했더라도(단순한 무게 감소) 여전히 뚱뚱해 보이는 주요 원인은 단백질을 주성분으로 하는 근육과 수분이 감소했을 뿐 지방은 전혀 감소하지 않았기 때문이다. 반면 허리둘레가 줄어들고 겉으로 보기에도 날씬해졌는데도 체중은 그대로인 경우가 많은데 이는 지방이 감소했기 때문(진정한 다이어트)이다.

둘째, 인체의 '기초대사율'이란 우리 몸이 정상적으로 생명을 유지하거나 신체기능을 발휘하기 위해 기본적으로 필요한 시간당 소모되는 에너지의 공률을 의미한다. 이는 '최저 소모 에너지 공률'이라 할 수 있다. 기초대사율을 유지하기 위해 사람에게 필요한 열량의 평균치는 1200에서 1800킬로칼로리 정도다. 이러한 에너지를 주로 소모하는 기관은 인체의 근육 조직이다.

다이어트의 요지는 지방을 제거해 체중을 감량하고 근육을 남기는 것이다. 다이어트를 하는 동안 근육이 감소하면 체중도 감소하기 때문에 다이어트 목표를 달성한 것처럼 보이지만, 근육이 감소되었기 때문에 기초대사율은 큰 폭으로 하강한다. 이에 다시 정상적인 식사를 하게 되면 신속하게 원래 체중으로 돌아가게 된다. 다이어트 후에 요요현상을 겪는 원인이 바로 여기에 있다.

셋째, 여분의 에너지는 인체에 지방으로 저장된다. 주로 근육 및 기관 조직을 구성하는 단백질도 여분이 생기면 지방으로 전환된다. 탄수화물은 글리코겐의 형태로 간과 근육에 존재하는데 만약 계속해서 탄수화물을 섭취하면 여분의 탄수화물은 지방이 된다. 가장 효과적인 에너지원인 탄수화물은 비록 효율은 낮지만 즉각적으로 에너지를 제공한다. 탄수화물은 격렬한 운동, 단거리 경주, 역도, 권투 등에 에너지를 제공한다.

그러나 오랜 시간 계속되는 운동, 예를 들어 조깅, 수영, 댄스, 등산 및 자전거 타기 등에는 지방에서 제공되는 에너지가 필요하다. 지방이 연소할 때는 탄수화물과 수분이 필요하므로 수분과 탄수화물의 공급이 부족하면 지방은 연소되지 않고 단백질(예를 들어 근육)을 에너지원으로 사용한다. 그러므로 다이어트를 할 때는 적당한 양의 탄수화물과 수분을 섭취해야 한다. 만약 탄수화물과 수분이 부족하면 지방이 아닌 근육이 빠지게 된다.

다이어트를 위한 선결 조건은 섭취하는 에너지가 필요로 하는 에너지보다 적어야 한다는 것이다. 사람은 매일 일정량의 에너지를 필요로 하는데, 에너지가 부족하면 우리 몸은 저장된 혹은 이미 형성되어 있는 에너지로 보충을 한다. 이러한 에너지는 글리코겐, 지방 혹은 근육 조직에서 비롯되는데 이것이 연소되면 체중은 감소한다. 그중에서도 지방이 연소된다면 이는 진정한 다이어트라 할 수 있다.

다이어트, 살 빼기, 몸매 만들기는 각각 다르다

우리가 자주 듣는 다이어트, 살 빼기, 몸매 만들기 등의 단어에는 사실 차이점이 있다.

살 빼기는 다이어트, 즉 체중을 감량하는 것이고, 몸매 만들기는 몸의 특정 부위의 지방을 단련된 근육으로 변화시키는 것이다. 살 빼기와 몸매 만들기의 같은 점은 적당한 운동을 통해 에너지를 소모하고 과도한 피하지방을 감소시키는 효과를 얻는다는 것이다. 반대로 차이점은 몸매 만들기는 반복적인 운동으로 특정 부위를 단련해 근육을 발달시키고, 축적된 군살을 제거하는 것이다.

그러므로 몸매 만들기에 성공해 아름다운 몸매 곡선을 가지게 된 사람을 다이어트에 성공했다고 말할 수는 없다. 그 이유는 때로 근육이 단련되면 오히려 체중이 조금 증가하기 때문이다.

비만을 유발하는 원인인 지방세포의 숫자는 성인이 되면 더 이상 증가하지 않는다. 그러므로 성인이 되기 전에 최대한 뚱뚱해지지 않도록 조심해야 지방세포 숫자를 최소로 유지할 수 있다. 성인이 된 후에 살이 찐 사람은 일반적으로 지방세포에 저장된 여분의 지방 때문에 세포 크기가 커진 것이므로 다이어트가 어렵지 않다. 다이어트를 하면 지방세포는 살찌기 전의 크기로 회복되고 수량은 변하지 않는다. 그러므로 성인이 된 후에 다이어트를 하는 사람은 날씬한 몸매를 되찾는 사람이 많다. 그러나 유년기에 살이 찐 사람은 다이어트가 비교적 어렵다.

신비한 작용을 하는
천연 효소

우리가 일상생활에서 접하는 천연 효소 제품은 각각 특징과 특수한
기능을 가지고 있다. 다만 우리가 이를 제대로 알지 못할 뿐이다.

곡물에서 유래한 술누룩, 된장누룩, 간장누룩

곡물의 곰팡이 번식을 이용해 효소를 생산하는 물질을 '누룩'이
라 부른다. 전통적으로 누룩곰팡이Aspergillus oryzae를 찐 쌀에 이식해
단백질 분해효소 및 녹말 분해효소를 함유한 제품을 만들었는데,
이는 간장(간장 누룩), 된장(된장 누룩), 청주(청주 누룩) 등을 제조하는
데 사용할 수 있다.

중국의 전통적인 양조식품과 누룩 제조는 매우 유구한 역사를
가지고 있다. 이러한 기술은 1700년 이전에 일본에 유입되었다. 그

후 1890년에 일본인 다카미네(高峰) 박사가 미국에 소개해 소화제로 사용된 것을 다카디아스타제Takadiastase라고 부른다.

현재 누룩은 공업적인 규모로 생산된다. 누룩에 사용되는 재료는 쌀, 보리, 콩, 밀기울 등으로 각각 쌀 누룩, 보리 누룩, 콩 누룩, 밀기울 누룩 등으로 나뉜다. 용도에 따라서는 술 누룩, 된장 누룩, 간장 누룩 등으로 나뉘고, 형태에 따라서는 떡 누룩, 흩임 누룩으로 분류할 수 있다. 떡 누룩은 중국의 고량주 누룩, 흩임 누룩은 일본의 청주 누룩이 대표적이라 할 수 있다.

항염, 항암 효과를 지닌 파인애플 효소

예로부터 선조들은 파인애플이 건강에 매우 유익하다고 이야기해왔다. 아마도 여러분은 파인애플을 많이 먹은 후 입술이 터지거나 불편한 경험을 한 적이 있을 것이다. 사실 이는 파인애플 속에 함유된 단백질 분해효소 때문이다.

파인애플 효소는 주로 줄기에서 추출되므로 이를 파인애플 줄기 효소stem bromelian라 부른다. 과거 대만의 파인애플 효소 생산은 세계 1위였다. 필자는 학교에서 공부를 하던 1970년대에 마침 효소를 연구하는 그룹에 들어가 대만의 효소 연구에 앞장섰고, 효소 연구로 교육부의 과학기술 발명상을 받았다.

파인애플에 풍부하게 함유된 단백질은 주로 효소로, 그 외에도 인산, 과산화 물질 등이 함유되어 있다. 의학 분야에서 파인애플 효소는 항염, 관절과 근육 손상의 개선, 상처의 괴사 조직 제거, 관절의 염증과 통증 감소, 소화기관 및 호흡기관의 기능 개선 등 수많은 임상 효과를 거두었다. 그밖에도 최근 연구를 통해 파인애플 효소에는 면역력을 증강시키고 암세포의 성장을 억제시키는 등의 효과가 있다는 사실이 밝혀졌다.

파인애플은 효소 외에도 다양한 영양소를 함유하고 있다. 100그램 당 열량은 51킬로칼로리, 수분은 85.5그램 정도이고, 단백질 0.6그램, 지방 0.1그램, 탄수화물 13.4그램, 칼륨 150밀리그램, 칼슘 10밀리그램, 마그네슘 14밀리그램, 인 9밀리그램, 미량의 철, 아연, 망간, 나트륨이 골고루 들어 있다. 또한 비타민A(카로틴)가 30마이크로그램(10-6그램) 들어 있고, 비타민C가 27밀리그램으로 풍부하게 들어 있는 한편 다른 비타민 함량은 비교적 적은 편이고, 식물성 섬유는 1.5그램 들어 있다.

파인애플 효소 외에도 다른 영양 성분을 골고루 얻을 수 있기 때문에 종합 천연식물효소를 추출하는 데 파인애플은 상당히 중요한 원료라 할 수 있다.

소화 흡수를 돕는 파파야 효소

파파야papaya에는 탄수화물, 비타민, 카르파인, 파파야 효소가 함유되어 있으므로 식사 후에 파파야를 섭취하면 단백질과 지방을 쉽게 소화시킬 수 있다.

파파야에 함유된 효소는 파파야 효소papain라 하는데 소화를 돕고 자기보다 35배나 무거운 단백질을 소화시킬 수 있다. 또한 파파야 효소는 해독작용을 하기 때문에 디프테리아 혹은 파상풍의 독을 해독하고 심지어는 화농증의 고름을 용해시켜 서서히 몸밖으로 배출한다. 뿐만 아니라 데인 상처, 욕창, 잘 낫지 않는 아토피성 피부염에 효과가 있다. 또한 파파야 효소는 신체의 균형 실조와 체질을 개선시킨다. 게다가 지방을 분해하는 기능이 있어 혈관 내의 중성지방과 콜레스테롤을 분해한다.

황색 과일에 속하는 파파야는 항산화물질이 함유되어 있어 건강을 증진시킬 뿐만 아니라 암을 예방하고, 심장과 쓸개의 혈관을 보호하는 기능이 있다. 특히 카르파인에는 강력한 활력이 있어서 종양 환자가 파파야를 적당히 섭취하면 증상 개선에 도움이 된다.

카르파인은 파파야의 식물성 화합물 중 하나로 종양에 대항하는 작용을 한다. 항산화작용을 하는 비타민A, 베타카로틴, 리코펜은 산소를 활성화시켜 독을 없애고 암의 생성을 억제하는 항산화작용을 한다.

파파야에는 인체가 하루 필요로 하는 비타민이 충분히 함유되어 있다. 또한 다양한 종류의 섬유 및 주석산이 들어 있어 아질산 형성을 억제하고 암을 예방한다.

사과 효소에 듬뿍 함유된 항산화물질 '폴리페놀'

"하루에 사과 한 개를 먹으면 의사가 필요 없다"는 말이 있다. 사과에는 100그램 당 110밀리그램의 풍부한 칼륨이 함유되어 있다. 그밖에 비교적 함량이 높은 성분으로는 식물성 섬유, 비타민C 등이 있다. 또한 사과에는 폴리페놀이 함유되어 있어 항산화기능을 한다.

사과는 비록 파인애플이나 파파야처럼 특수한 효소를 함유하고 있지는 않지만 프로테아제, 리파아제, 셀룰라아제, 아밀라아제 및 과산화물 제거 효소 등 다양한 효소를 함유하고 있다.

또한 사과의 식물성 섬유 속에는 대량의 펙틴Pectin이 함유되어 있어 위장의 질병을 개선시키고 콜레스테롤을 낮춘다.

체력을 증진시키는 천연 비아그라, 키위 효소

키위의 단백질에는 파인애플이나 파파야에 못지않은 효과를 지닌 효소 구성 성분이 들어 있다. 고기에 키위를 넣으면 순식간에 고기가 부드러워지는 것을 발견할 수 있는데 생선이나 육류를 너무 많이 먹었을 때 키위를 먹으면 도움이 된다. 소화에 도움을 주는 키위는 위에 가스가 차거나 작열하는 현상을 방지한다. 또한 키위는 체력을 증진시키는 효과를 가지고 있다. 아르기닌이 비교적 다량 함유되어 있기 때문에 비아그라와 같은 효과를 지닌다.

미백과 보혈, 여자에게 꼭 필요한 딸기 효소

딸기의 원산지는 유럽으로 러시아에 의해 동방으로 전해졌다. 예로부터 '황후의 과일'이라는 별명으로 불리는 딸기는 현재 미국에서 가장 많이 생산된다. 딸기에는 100그램 당 100밀리그램의 풍부한 비타민C가 함유되어 있는데 이는 사과의 10배에 달한다. 칼륨 또한 170밀리그램으로 비교적 많이 함유되어 있는 편이다. 그 밖에 식이섬유가 1.4그램, 탄수화물이 8.5그램, 단백질이 0.9그램 함유되어 있다.

딸기에는 침이나 체액의 분비를 촉진시키고, 비장을 건강히 하고, 보혈을 하며 숙취를 풀어 주는 등 의학적 기능을 가지고 있다. 딸기에 함유된 다양한 종류의 항산화 물질은 알코올류의 신속한 분해를 돕는다. 또한 딸기에는 특수한 단백질 및 생화학 성분이 들어 있어 효소저해물질enzyme inhibitor과 같은 작용을 해 특정 효소반응을 저지한다. 특히 암세포를 번식시키는 효소를 억제하므로 사람들 중에는 딸기를 많이 먹으면 장수하고 건강하며 아름다워질 수 있다고 생각하는 사람도 있다.

육류 소화에 효과적인 바나나 효소

바나나에는 당분이 많이 들어 있어 열량이 높다. 덜 익은 바나나에 들어 있는 수크로오스 합성 효소sucrose synthetase는 녹말을 당류로 서서히 변화시키는 작용을 하므로 익은 후에 단맛이 더욱 증가한다.

바나나에는 '단백질 분해효소'가 풍부하게 들어 있어 단백질의 소화흡수를 돕는다. 또한 파인애플 혹은 파파야 효소와 비슷하게 의료 혹은 화장품에 사용되며 장에 영양분을 공급해 배변을 원활하게 하고 항염 효과가 있다. 또한 바나나에는 혈압을 낮추고 심혈관 질병 등을 예방하는 기능이 있는데 이는 바나나 속에 함유된 효소와 관련이 있다는 사실이 연구를 통해 밝혀졌다.

항암 효과가 있는 작은 인삼, 당근

당근이 '작은 인삼'이라 불리는 이유는 두 가지가 있다. 하나는 영양적 가치가 높아 병을 치료하는 기능이 있기 때문이고, 다른 하나는 생김새가 고려인삼과 닮았기 때문에 그러한 별명이 붙은 것이다.

당근에는 두 가지 특징이 있다. 하나는 다른 채소보다 당분 함량이 높아서 풍부한 향과 감미를 느낄 수 있다는 것이다. 다른 하나는 풍부한 카로틴을 함유하고 있다는 점인데 카로틴은 '매우 가치 있는 물질'이다. 미국과 러시아의 과학자들은 당근이 암을 방지하는 주요 원인이 카로틴 덕분이라는 연구 성과를 제시했다. 카로틴이 암을 예방하는 항암물질이라는 사실은 이미 사람들에게 많이 알려져 있다.

카로틴은 당근에만 함유된 것이 아니라 거의 모든 채소와 몇몇 식품에 다소 함유되어 있다.

영양학자들의 과학적인 분석에 따르면 당근에 함유된 카로틴은 분자 하나 당 비타민A 분자 두 개를 얻을 수 있으므로 프로비타민A라고 불린다고 한다. 당근 100그램 당 함유된 카로틴은 3.62밀리그램(비타민A로 환산하면 2015 국제단위에 상당함)으로 작두콩, 청경채, 고추 등의 채소에 함유된 양보다 훨씬 높다. 그러므로 과학자들은 당근을 자주 먹으면 건강에 유익할 뿐만 아니라 종양을 예방하는 데도 신비한 효능을 발휘한다고 생각한다.

비타민A와 우리 몸의 상피조직의 발육이 매우 밀접한 관계가 있다는 사실이 임상 연구를 통해 증명되었다. 비타민A가 부족하면 상피조직세포는 영양이 부족해 각화가 발생한다. 또한 피부가 거칠어지며 저항력이 낮아지고, 탄성이 감퇴한다. 점막은 파손되거나 갈라짐, 짓무름이 발생하기 쉽고 암으로 변할 가능성도 있다. 암 발생률이 비교적 높은 기관인 위, 식도, 간, 유선, 폐, 전립선에 생기는 암은 모두 상피조직의 악성 종양에 속한다. 동물 실험으로 밝혀진 사실에 따르면 이러한 종양에 비타민A를 투여하면 병의 진전을 늦출 수 있고, 이미 암으로 발전된 세포가 정상적인 세포로 회복된다고 한다.

당근에는 9종류의 아미노산과 10종류가 넘는 효소가 함유되어 있다. 뿐만 아니라 인체에 필요한 수많은 미네랄이 함유되어 있는데 그중에서도 칼슘, 인은 골격을 조성하는 주요 성분이다. 철과 구리는 헤모글로빈을 합성하는 데 반드시 필요한 물질이며 불소는 치아의 법랑질 부식을 방지한다. 마그네슘, 망간, 코발트 등과 같은 물질은 효소의 구성 및 단백질, 지방, 비타민, 탄수화물의 대사 등에 모두 중요한 작용을 한다. 당근 속의 조섬유는 위장의 연동운동을 자극해 소화에 도움이 된다. 당근에는 휘발성 식물 정유가 들어 있어 독특한 향이 있으며 소화를 촉진하고 살균 효과가 있다.

당근의 각종 효능은 그 속에 함유된 효소와 관련이 있다. 당근에는 여러 종류의 분해효소, 라이소자임, 전이효소 등이 함유되어 있다. 그러므로 당근은 종합 과일 효소의 생산 원료에 반드시 필요하다.

최근에 과학자들은 일반적인 사람들보다 비타민A의 공급량이 낮은 사람들에게 암이 발생할 확률이 2배나 높다는 사실을 발견했다. 미국 시카고의 의학자 스캐리는 다음과 같은 관찰을 했다.

카로틴을 최소한으로 섭취하는 488명으로 구성된 한 조에서는 40명이 폐암을 앓고 있었고, 카로틴 섭취량이 높은 488명으로 구성된 다른 한 조에서는 폐암을 앓고 있는 사람이 2명에 불과했다. 또한 과학자들은 흡연자가 만약 매일 반 개의 당근을 섭취하면 폐암을 예방할 수 있다고 이야기한다. 보도에 따르면 미국 국립 암연구소의 암의 원인 및 방지 부서 주임인 리처드 애덤슨은 그와 가족이 매일 빼놓지 않고 먹는 음식 중 하나가 바로 생 당근 혹은 익힌 당근 몇 개라는 사실을 밝혔다고 한다.

암세포를 통째로 먹어 삼키는 무 효소

무의 원산지는 지중해 연안으로 알려져 있으며 실크로드를 통하여 중국에 전래되었다고 한다. 한국에 전래된 재래종 무는 삼국시대에 중국으로부터 들어와 재배되기 시작했다.

채소인 무는 과육이 풍부하고 즙이 농후하며 맛이 감미로워 인류 건강의 좋은 동반자라 할 수 있다. 영양적인 각도에서 보아도 무는 영양이 매우 풍부한 식품이다. 과학자들이 측정한 바에 의하면 무에 함유된 비타민C는 배, 귤, 사과, 복숭아 등 보다 8배나 높다고 한다. 또한 리보플라빈, 칼슘, 인, 철 등도 앞서 언급한 과일

보다 훨씬 많이 함유되어 있다.

무 특유의 매운 맛은 무에 함유된 이소티오시안산 알릴 때문이다. 이는 위장의 연동운동을 촉진시키고 소화를 도우며 식욕을 증진시킨다. 무는 고대 중국에서 최초로 한약 재료로써 병을 치료하는 데 사용되었다. 고대 의학서에는 무에 소화 촉진, 암 예방, 천식 치료, 해독작용, 이뇨작용, 허한 체질을 보충하는 등의 효과가 있다고 기재되어 있다. 이에 가슴과 배의 더부룩함, 소화불량, 기침과 천식, 감기 등의 증상에 사용되었다고 한다.

최근 과학자들은 연구를 통해 무가 항암작용을 하는 채소라는 사실을 발견했다.

무가 항암작용을 하는 이유는 무에 함유된 다양한 종류의 효소가 발암물질인 니트로사민으로 인한 세포 돌변을 완전히 억제하기 때문이다.

또 다른 이유는 무에 함유된 리그닌이라는 성분이 대식세포의 활력을 높여 암세포를 삼켜버리게 하기 때문이다. 암세포의 성장을 막는 첫 번째 보호벽은 세포간질인데, 무에 함유된 대량의 비타민C는 보호벽을 완벽히 구성하기 위한 필수 물질이고, 체내 암세포의 성장을 억제하는 작용을 한다.

무에 함유된 일정량의 조섬유는 비록 인체에 소화 흡수되지는 않지만 위와 장의 연동운동을 자극해 변이 장에 머무르는 시간을 단축시키고 배변을 원활하게 한다. 또한 대변 속의 발암물질을 적시에 몸밖으로 배출시켜 대장암과 결장암을 예방한다.

우리가 일상생활에서 접할 수 있는 식품이나 약품 중에는 아민이 일정량 포함되어 있다. 이는 인체의 소화 후 발생하는 아질산염과 결합해 매우 강력한 발암물질인 니트로사민을 만들어낸다. 평소에 무를 자주 먹으면 무에 함유된 다양한 종류의 효소가 니트로사민을 분해한다. 또한 무에 풍부하게 함유된 리그닌은 대식세포의 활력을 2, 3배 높이고, 활력이 높아진 대식세포는 암세포를 삼켜버린다.

무에는 다양한 종류의 효소가 함유되어 있기 때문에 신비한 효능을 발휘할 수 있다. 아밀라아제가 함유되어 있어 탄수화물의 소화를 돕고, 위장장애를 개선시키며 위의 염증이나 궤양을 예방한다. 또한 무에 함유된 프로테아제와 리파아제는 각각 단백질과 지방을 분해할 뿐만 아니라 발암물질을 분해하는 효과도 있다. 무에는 산화기능이 있어서 구운 생선이나 새우에 갈은 무즙을 첨가하면 까맣게 탄 발암물질을 산화시킨다.

그렇기 때문에 무는 종합 과채효소 제품의 중요한 원료 중 하나인 것이다.

신이 하사한 선물, 비트 뿌리 효소의 항산화작용

비트의 원산지는 유럽으로 고대 그리스인들은 비트를 신성한 물질로 생각했다. 빨간 무라고도 불리는 비트는 아삭한 식감과 풍부한 영양소를 함유하고 있다. 비트 뿌리는 줄곧 신이 하사한 선물로 여겨졌으며 비트 뿌리를 끓인 스프는 북유럽 사람들이 매일 먹는 음식 중의 하나다.

붉은색의 비트 뿌리에는 칼륨, 인, 철, 비타민B12가 풍부하게 함유되어 있어 혈당을 낮추고 해독작용을 하며 저항력과 소화기능을 증강시킨다. 서양의 천연식물 식이요법에서 비트 뿌리는 열을 내리는 식품으로 쓰인다. 최근에는 비트의 항암작용에 대한 의학 연구가 이루어지고 있다.

비트 뿌리에 함유된 다양한 효소 중에는 분해효소 및 항산화 효소도 포함되어 있다. 그렇기 때문에 비트 뿌리는 중요한 천연 효소의 근원 중 하나로 여겨지고 있다.

끈적거리는 참마 효소, 한 번 먹으면 세 가지 효과

참마는 산우(山芋)라고도 하는데 원산지는 중국이다. 참마에는 탄수화물, 단백질, 다양한 종류의 비타민과 미네랄, 아르기닌, 콜린 등이 함유되어 있다.

참마의 특징은 점액질 성분이 포함되어 있다는 것이다. 이는 점액 단백질로 성분은 당단백질glycoprotein이며 점막을 촉촉하게 하고 위벽을 보호하며 단백질의 소화와 흡수를 촉진한다.

참마에는 매우 풍부한 효소가 들어 있다. 특히 액화 아밀라아제amylase 및 디아스타아제diastase와 같은 전분 분해효소가 풍부하다. 효소의 함량은 무의 3배인 참마는 한 번에 여러 가지 효소를 섭취할 수 있으므로 생으로 먹는 것이 가장 이상적이다. 체력을 증강시키는 참마는 피로를 없애고, 위장장애를 개선하고, 면역력을 높이며 기침을 멎게 하는 등의 증상에 사용되었다. 최근에는 연구를 통해 당뇨병 증상을 개선시킨다는 사실이 밝혀졌다.

참마도 천연식물 효소를 생산하는 데 중요한 원료 중 하나다.

당뇨병 예방에 효과적인 대두와 땅콩 효소

콩류는 상당한 영양분이 함유되어 있는 식품으로 뿐만 아니라 효소도 매우 풍부하게 함유되어 있다.

트립신 저해제trypsin inhibitor는 땅콩과 대두의 얇은 껍질 속에 가장 풍부하게 함유되어 있는 단백질의 일종이다. 이는 트립신을 억제하는 작용을 해 인슐린 분비를 촉진시켜 당뇨병을 예방하는 데 효과가 있고, 대장암의 발병을 억제하는 작용이 있다. 그밖에도 땅콩과 대두에는 키모트립신 저해제chymotrypsin inhibitor가 대량으로 함유되어 있어서 심장의 수축력을 높이고 호흡 곤란 등의 증상을 개선하는 기능을 가지고 있다.

술을 만들 수 있는 소맥의 노화 방지 작용

현대 과학에서는 소맥에 함유된 비타민E가 노화 방지를 억제한다고 여긴다.

비타민E는 광범위한 식품 속에 존재하므로 공급원이 충분하다. 일반적으로 사람에게 비타민E가 부족한 증상이 발견되지는 않는다. 적당한 양의 소맥 및 소맥으로 만든 제품과 식물성 기름 등 비타민E가 비교적 많이 함유된 음식을 먹는 것은 항암에도 효과가 있다.

소맥에는 일정량의 몰리브덴이 함유되어 있는데, 몰리브덴이 암과 일정한 관계가 있다는 사실은 과학자들도 연구를 통해 인정하고 있다.

모두가 다 알고 있듯이 니트로사민은 강력한 발암물질 중 하나다. 니트로사민이 몸속에서 몰리브덴을 만나면 그 합성이 강제로 중단된다. 이에 니트로사민이 형성되지 않으므로 암도 방지할 수 있다.

소맥 종자는 발아 과정에서 종자에 함유된 유전자가 효소를 합성한다. 소맥 종자에 저장된 영양분(탄수화물, 단백질, 섬유소 등)은 작은 분자로 분해되어 종자의 발아에 사용된다. 그러므로 소맥 배아가 자라날 때 효소 함량이 가장 높고, 탄수화물, 단백질, 지방 및 섬유소 등을 분해하는 효소도 함유되어 있다.

맥주의 제조는 바로 맥아 속의 효소를 이용해 원료 속의 각 성분을 분해하는 것이다. 그중에서도 분해된 포도당은 효모균의 발효를 거쳐 알코올이 되고, 다른 소분자의 분해 산물은 맥주의 향, 색깔을 결정하고 기타 영양 성분으로 맥주 속에 남는다. 물론 인류가 미생물의 발효와 생화학 변화를 이해하기 전에는 자연발효를 이용할 수밖에 없었다. 인류는 수많은 경험과 시행착오를 거쳐 맥주를 제조하게 된 것이다.

평소 건강을 유지하려면 현미와 발아미를 선택하라

천연곡물(예를 들어 보리, 소맥, 현미 등) 원료가 발아와 발효를 거치면 효소의 함량이 높아지므로 요즘 매우 유행하고 있는 건강식품이 된다.

현미의 배아에 겨와 당질 원료(예를 들어 꿀)를 혼합해 효모균을 넣고 발효시키면 그로 인해 대량의 효소가 생성되는데 이것이 바로 현미 효소다. 효소의 종류는 40종에 달하고 그중에서 아밀라아제는 위장약의 효소와 비교했을 때 활성이 3배 이상 높다. 마찬가지로 프로테아제와 리파아제의 활성도 매우 높다. 효소와 기타 영양성분(예를 들어 비타민E, B2, 리보플라빈 등)의 기능 덕분에 현미 효소는 효소요법에서 주요한 생화학 물질이다.

일반적으로 백미가 발아된 발아미도 마찬가지 원리로 식물 발아과정에서 유도 생성된 효소군 덕분에 영양과 기능이 증가된다. 그러나 발아미를 건조하는 과정에서 고온에 의해 효소가 파괴되는 것을 막아야 한다. 가장 좋은 방법은 발아 후 바로 익혀서 먹는 것인데, 이는 효소를 직접 흡수할 수 때문에 우리 몸에 매우 좋다.

다이어트와 미용에
효과적인
효소 식단

우리가 섭취하는 수많은 동식물에는 풍부한 효소가 함유되어 있으므로 다이어트와 건강에 도움이 되는 식단을 짜는 일은 결코 어렵지 않다.

5일간의 디톡스 다이어트법

Day1 │ 당근 브로콜리 고추주스

재료 : 당근 2개, 브로콜리(십자화과에 속하는 배추속, 양배추의 변종) 1개, 붉은 고추 1개.

만드는 법 : 모든 채소를 깨끗이 씻고, 고추는 꼭지를 따고 씨를 뺀다. 모든 채소를 적당한 크기로 잘라 주스로 만든 다음 골고루 섞어 마신다.

효능 : 당근과 고추의 단맛이 브로콜리의 쓴맛을 중화시켜 맛이 감미롭고

산뜻하다. 이러한 주스는 디톡스 다이어트 효과가 매우 좋고 건강을 촉진한다. 또한 피부 미백 효과와 시력 개선 효과가 있다.

Day2 │ 샐러리 멜론주스

재료 : 샐러리 2개, 멜론 반 개.

만드는 법 : 멜론은 껍질을 벗겨 씨를 뺀 다음 네모나게 썬다. 샐러리는 깨끗이 씻어 적당한 크기로 자른다. 썰어 놓은 멜론과 샐러리를 주서기에 넣어 냉수를 어림잡아 부어 주스로 만든 다음 벌꿀을 골고루 섞어 마신다.

효능 : 멜론에는 비타민이 함유되어 있어 소화, 이뇨를 돕고 체내의 노폐물과 독소를 배출시킨다. 또한 피부를 윤기 있게 만들고 반점을 없애준다. 샐러리와 멜론을 함께 섞어 주스로 만들면 이뇨작용과 독소를 배출하는 효과가 있고, 다이어트와 미용에 도움이 된다.

Day3 │ 참외 과채주스

재료 : 당근 반 개, 참외 반 개, 레몬 6분의 1개, 벌꿀 30밀리리터, 끓여서 식힌 물 120밀리리터, 얼음 70그램.

만드는 법 : 참외, 당근, 레몬을 깨끗이 씻어 작은 조각으로 썬 다음 다른 재료와 함께 믹서에 넣어 골고루 섞어 마신다.

효능 : 체액의 분비를 촉진하고 식욕을 증진시키며 위장의 열기를 가라앉힌다. 또한 배변을 돕고 지방을 낮춰 다이어트에 도움이 된다. 색깔과 맛이 진하고 향기롭고 달콤한 참외 과채 주스는 고지혈증에 도움이 되

고 변비를 치료해 다이어트 효과가 있다.

Day4 | 무 금귤 파인애플주스

재료 : 무 200그램, 금귤 5개, 파인애플 300그램.

만드는 법 : 금귤을 깨끗이 씻어 껍질째 반으로 썰고, 파인애플, 무는 깨끗이 씻어 껍질을 벗겨 자른 다음 금귤과 함께 분리식 주서기로 원액을 짜내어 마신다.

효능 : 금귤에는 글리코시드가 풍부하게 함유되어 있어 기력을 회복시키고 소화를 촉진시키며 가래를 없애고 기침을 멈추게 한다. 또한 비장의 기능을 튼튼히 하고 술을 깨게 하는 효과가 있다. 무와 금귤, 파인애플을 섞으면 소화 촉진, 기력 회복, 원활한 배변 및 다이어트와 미용 효과가 증강된다.

Day5 | 멀티 과채주스

재료 : 샐러리, 양상추, 상추, 청경채, 사과, 파인애플, 오렌지, 벌꿀 각각 적당량.

만드는 법 : 샐러리, 양상추, 상추, 청경채, 사과, 파인애플, 오렌지를 깨끗이 씻어 껍질을 벗기고 씨를 제거한 다음 잘게 썬다. 이를 전부 주서기에 넣어 골고루 섞어 벌꿀을 첨가해 마신다.

효능 : 상추에는 비타민과 칼슘, 마그네슘, 칼륨 등 미네랄 성분이 함유되어 있어 피부를 촉촉하게 하고 혈액을 맑게 하며 부기를 가라앉히는 효과가 있다. 청경채에는 해열, 이뇨 및 해독작용을 한다. 파인애플에

는 파인애플 효소가 함유되어 있어 단백질을 분해하고 소화를 도와 우리 몸을 정화시키는 작용을 한다. 다양한 종류의 과일과 채소를 주스로 만들어 마시면 장을 건강하게 해 배변에 도움이 되고 신진대사가 촉진된다. 또한 체내의 독소를 제거해 다이어트와 미용에 큰 효과가 있다.

다이어트 요리 | 오이무침

재료 : 오이, 소금, 산초, 두반장, 설탕, 참기름.

만드는 법 :

① 오이는 깨끗이 씻어서 둥글게 자른 다음 그릇에 담는다.

② 오이에 소금을 뿌려 버무려 **20분** 동안 절인다.

③ 오이를 물로 한 번 헹구어 큰 그릇에 담고 모든 양념을 집어넣어 골고루 무친다.

다이어트 효능 : 오이는 단맛이 있고 성질이 차서 해열 및 해독작용이 있다. 또한 이뇨작용 및 부종을 가라앉히는 효과, 갈증 해소, 체액의 분비를 촉진하는 효과가 있다. 게다가 신진대사를 촉진시키므로 다이어트에 매우 유리하다.

신속한 다이어트를 위한 메뉴 | 삼선무채

재료 : 무, 숙주, 소금, 파채, 참기름.

만드는 법 :

① 재료를 깨끗이 씻어 무는 껍질을 벗기고 채 썬다. 숙주는 데친다.

② 채 썬 재료를 10분 동안 소금에 절였다가 참기름, 식초, 생강과 파를 넣는다.

③ 골고루 섞어 무치면 바로 먹을 수 있다.

다이어트 효능 : 무는 지방을 낮추는 데 매우 효과적이므로 다이어트에 적합한 식품이다. 한 달 동안 매일 무를 먹으면 혈액 속의 저밀도 지방단백질과 콜레스테롤이 감소한다. 비만도 방지할 수 있다.

다이어트용 아침식사1 | 오트밀 옥수수죽

오트밀 옥수수죽은 옥수수를 위주로 한 건강 영양식으로, 만드는 법이 매우 간단하고 편리하다. 옥수수에는 식이섬유가 다량 포함되어 있어 잡곡 중에서도 품질이 높은 건강식품이고, 소화를 촉진시킨다. 옥수수는 영양이 풍부해 다이어트의 주식이 될 수 있다. 또한 인체에 비교적 쉽게 흡수되지 않는 글리코겐이 함유되어 있어서 다이어트에 좋다.

재료 : 옥수수가루 2스푼, 우유 1스푼, 오트밀 1스푼.

만드는 법 : 재료를 끓는 물에 타면 바로 마실 수 있다. 만약 포만감이 덜 느껴지면 전날 저녁에 생 옥수수를 삶아 놓았다가 다음날 아침 전자레인지에 데워 오트밀 옥수수죽과 함께 먹도록 한다.

다이어트용 아침식사2 | 옥수수죽

재료 : 옥수수가루 200그램, 동과 80그램, 땅콩 30그램, 살코기 40그램, 고구마 30그램, 달걀 및 잘게 썬 파는 개인의 기호에 따라 첨가한다.

만드는 법 :

① 옥수수가루에 찬물을 붓고 덩어리가 없어질 때까지 잘 섞는다.

② 물을 끓여 위의 옥수수가루 반죽을 넣는다. 동과, 고구마, 살코기는
잘게 썰고, 땅콩은 살짝 빨아서 집어넣는다. 소금을 뿌리고 약한 불
로 10~15분 끓인다.

③ 달걀 한 개를 풀어 넣는다. 완성되기 전에 파 썬 것을 약간 뿌린다.

다이어트용 아침식사3 | 호두 잣 옥수수죽

재료 : 호두, 잣, 옥수수 각각 100그램, 덩어리 설탕, 육수, 샐러드유 각각
적당량.

만드는 법 :

① 호두, 잣을 함께 기름에 볶는다.

② 적당량의 육수에 덩어리 설탕과 옥수수를 넣고 약한 불로 푹 익힌
후 호두와 잣을 뿌린다.

치킨텐더 사과샐러드

재료(1인분) : 닭가슴살 1조각(약 250그램), 달걀 1개, 양상추 반 개, 사과 반
개, 캐슈너트 2큰술.

소스 재료 : 식물성기름 2분의 1작은술, 미주(米酒) 2분의 1작은술, 소금 2
분의 1작은술, 머스터드소스 1작은 술, 꿀 1작은술, 소금후추 4분의 1
작은술.

만드는 법 :

① 우선 닭가슴살을 달걀, 식물성기름, 미주, 소금에 **15분간** 담근다.

② 이를 오븐에 넣고 **250도**에서 **20분간**, 고기가 익어 좋은 냄새가 날 때까지 굽는다.

③ 닭고기를 식힌 후 길쭉하게 썬다. 양상추는 토막으로 썰고, 사과는 큼지막한 조각으로 썰어 큰 그릇에 담는다.

④ 머스터드소스, 꿀, 소금후추와 캐슈너트를 뿌린다.

삼색 닭고기샐러드

재료(1인분) : 닭가슴살 100그램, 미주 2분의 1작은술, 한천 4분의 1개, 오이 반 개, 당근 4분의 1개, 양파 8분의 1개.

소스 : 올리브유 반 큰술, 연간장 1큰술, 해염 4분의 1작은술, 흑초 반 큰술, 참깨 반 작은술.

만드는 법 :

① 닭가슴살은 미주를 골고루 발라 재어놓았다가 전기솥에 넣고 물을 반 컵 넣어 찐다. 식힌 후 손으로 잘게 찢는다.

② 한천은 5센티미터 길이로 자르고 뜨거운 물에 넣어 반투명하고 부드러운 상태가 될 때까지 끓인다.

③ 오이와 당근은 깨끗이 씻어 물기를 말린 후 가늘게 썬다. 양파는 깨끗이 씻은 후 다진다.

④ 올리브유, 연간장, 해염 및 흑초를 골고루 섞어 소스를 만든다.

⑤ 그릇에 닭가슴살 찢은 것과 한천, 오이, 당근을 담아 참깨를 뿌리고

소스를 곁들여 먹는다.

아랫배 다이어트에 효과적인 요리

재료 : 시금치, 사과, 파인애플, 매실가루.

만드는 법 :

① 먼저 시금치를 살짝 데치고 잘게 썬다.

② 사과는 씨를 빼되 껍질은 벗기지 말고 작게 썬다.

③ 파인애플은 조각으로 썬다.

④ 시금치, 사과, 파인애플을 주서기에 넣고 물을 조금 부어 주스로 만든 다음 매실가루를 약간 넣어 마신다.

윗배 다이어트에 효과적인 요리

재료 : 흰 목이버섯, 검은 목이버섯, 다진 마늘, 간장, 고수.

만드는 법 : 흰 목이버섯, 검은 목이버섯을 끓는 물에 데친 다음 다진 마늘, 간장, 고수를 넣어 골고루 버무려 먹는다.

고섬유질 다이어트 요리

재료 : 표고버섯, 콩나물, 닭가슴살, 식이섬유 파우더(말린 생선가루로 대체 가능).

만드는 법 :

① 표고버섯을 물에 담가 놓는다.

② 표고버섯, 콩나물, 닭가슴살을 냄비에 넣고 끓인 다음 식이섬유 파

우더(말린 생선가루로 대체 가능)를 넣어 먹는다.

지방을 연소시키는 야채수프

재료 : 살코기 8조각, 속배추 1개, 양파 1개, 토마토 1개, 당근 3개.

만드는 법 : 모든 재료를 깨끗이 씻고 조각으로 썰어 센 불로 끓인 다음 다

시 약한 불로 약 1시간 동안 푹 끓인다. 적당량의 소금, 치킨 파우더,

후추를 넣어 조미하면 완성이다.

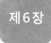

제6장

일상생활에서
깨닫게 되는
효소의 진상

효소는 우리의 일상생활과 큰 관련이 있
지만 우리는 이를 깨닫지 못하고 있다. 사
실 효소는 의학, 식품, 공업, 농업 및 환경
영역에서 광범위하게 이용되고 있다.

식품의 기능을
한층 더 발휘시키는
효소

식품 산업은 예로부터 미생물을 이용해온 생체공학 산업이다. 초창기의 양조공장은 자연에 존재하는 미생물을 통해 발효식품을 제조했다. 기술이 발전함에 따라 미생물 정화 기술도 점점 발달하게 되었고, 이때부터 사람들은 미생물 연구를 이용하기 시작했다.

20세기에 이르러 주정 발효, 아세톤, 부탄올 발효, 시트르산 발효 등의 기술이 점차 확립되고 발효 공업의 기초를 다지게 되었다. 1940년에는 발효를 통해 항생물질을 생산했고, 1950년에는 염기산 발효, 핵산 발효가 새로운 진전을 이루었다.

효소의 이용은 우연한 기회에 동식물 효소를 사용하면서 시작되었다. 예를 들어 치즈는 우유를 송아지의 네 번째 위(일설에 의하면 양이라고도 함)에 넣어 운반하다가 우연히 응고 현상을 발견해 탄생된 것이다. 또한 맥아로 물엿을 제조하는 등 동식물의 효소를 이용하는 사례는 매우 다양하다. 이어서 치즈를 만드는 것과 같은 작용을 하는 레닛Rennet과 녹말을 가수분해해 포도당이나 물엿 등을 만드는 아밀라아제Amylase를 생산하는 세균과 곰팡이를 탐구하기 시작했다. 그 후 효소의 이용은 동식물에서 유래한 효소에서 점차 미생물(세균, 곰팡이)을 이용한 효소로 전환되었고 이는 지금까지 이어지고 있다.

1960년에 이르러 줄곧 기초적인 연구로 인식되던 고정화 효소 및 고정화 미생물의 공업화가 시작되었다. 이는 아미노아실라아제 Amino acylase를 통해 L-아미노산L-amino acid을 생산하고, '고정화 균체'를 통해 과당 등의 시럽을 연속으로 생산하는 것이 가장 대표적이라 할 수 있다.

저열량 고기능의 탄수화물 가공

지구상의 대표적인 탄수화물은 녹말과 섬유소다. 탄수화물과 관련된 효소를 이용하는 목적은 원료에 고부가가치 혹은 기능성을 부여하거나 원료가 에너지를 절약하는 방식으로 분해를 진행시키는 데 있다. 미생물과 효소의 반응은 탄수화물을 유효하게 변환시킨다.

탄수화물과 관련된 효소 중에서는 감미료를 만드는 효소의 이용량이 비교적 높다. 최근 몇 년간 소비자들은 점점 설탕 이외의 감미료를 선호하는 추세다. 이러한 새로운 감미료는 열량이 낮고 충치를 일으키지 않으며 장내의 유익한 세균의 성장을 촉진하는 등의 특성을 가지고 있다. 기능성 감미료 식품의 생산은 탄수화물 분해와 관련 있는 효소의 주요 용도라 할 수 있다.

현대인의 생활과 밀접한 관계가 있는 프로테아제 응용

단백질이라는 말은 고대 그리스어의 '가장 중요한 물질'이라는 말에서 유래했다. 이처럼 생물체에게 가장 중요한 물질인 단백질 분해와 관련 있는 프로테아제의 연구는 생명 현상의 해명과 효소화학의 발전에 큰 공헌을 했다. 생체공학 기술 영역에서는 식품에 프로테아제를 이용하고 있고, 알칼리성 프로테아제는 세제 분야에도 대량으로 사용되고 있다.

1. 파파인

파파야 과실에서 추출한 파파인은 식물에서 유래한 효소에 속한다. 이는 육류를 부드럽게 하고, 맥주를 냉각시킬 때 발생하는 혼탁을 방지하는 등의 목적에 사용되는 프로테아제다. 육류를 연화시키기 위해 액체 파파인을 소 혹은 양의 경부 정맥에 서서히 주입한 다음 10~15분이 경과하면 피를 뽑고 도살한다. 파파인은 생고기에는 거의 작용하지 않고 열안전성이 높은 단백질을 요리하는 초기 단계에 고기를 부드럽게 하는 작용을 한다.

2. 간장, 된장 제조와 프로테아제

간장, 된장 같은 전통식품은 처음으로 식품 생체공학 기술을 이용해 생산한 제품 중 하나다. 조리의 관점에서 볼 때 대두와 소맥은 모두 소화되기 힘든 곡류지만 발효를 거치면 우수한 발효식품이 된다. 이는 효소의 기능을 고도로 발휘시킨 식품공업이라 할 수 있다. 이러한 가공 원료는 아스페르길루스 소예Asp. sojae 혹은 아스페르길루스 오리재Asp. oryzae가 누룩koji을 생성하는 과정에서 알칼리성 및 중성 프로테아제에 의해 고분자 화합물이 저분자 물질로 변환된다. 이러한 프로테아제는 한 단계 더 나아가 저분자 물질을 글루탐산 혹은 기타 아미노산처럼 풍미를 지닌 성분으로 분해한다.

이러한 제조 기술은 분리된 효소가 아닌 누룩을 사용한 것이다. 누룩은 프로테아제를 생성할 뿐만 아니라 아밀라아제, 폴리펩티드, 셀룰라아제, 헤미셀룰라아제 등 복합 효소를 분비할 수 있다. 그러므로 누룩은 효과적으로 원료를 가수분해하는 효소원이라 할 수 있다.

3. 조미료와 프로테아제

단백질의 부분 가수분해 물질인 폴리펩티드가 각종 신맛, 쓴맛, 단맛 등을 가지고 있다는 것은 이미 잘 알려진 사실이다. 이는 폴리펩티드의 구조와 관계가 있다. 이러한 폴리펩티드는 효소 식품 속에 존재하며 특유의 풍미를 드러낸다.

단백질이 효소에 의해 분해될 때 대부분은 쓴맛을 가진 폴리펩티드가 생성된다. 이는 로이신, 이소류신, 발린, 페닐알라닌 등 소수성(疏水性) 아미노산 때문이다. 이러한 아미노산은 사슬의 C말단에 나타나며 쓴맛을 증강시킨다. 카르복시펩티다아제Carboxypeptidase를 이용해 이러한 아미노산을 분리시키면 쓴맛이 사라진다. 효소와 원료를 다양한 조합으로 배합시키면 다양한 맛의 폴리펩티드를 얻을 수 있는데 이는 조미료를 제조하는 데 응용된다.

예를 들어 원료인 탈지 대두를 나토키나아제Bacillus natto의 알칼리성 프로테아제와 반응시킨 다음 pH를 조절하고, 적당한 조건 하에 스트렙토미세스 펩티드페이션Streptomyces peptidofaciens의 폴리펩티드 효소를 넣으면 탈지 대두는 90퍼센트 이상 조미액으로 변화해 조미료 맛을 내게 된다. 탈지 대두 외에도 닭고기, 어육 혹은 고기, 어류 가공 공장에서 생산된 국물 등을 원료로 사용할 수 있다.

4. 치즈와 프로테아제

우유의 카세인은 소의 네 번째 위 속에 들어 있는 '응유 효소'(레닌)가 작용하면 단백질로 응고된다. 이것이 숙성을 거치면 치즈가 된다. 치즈를 만들 때는 우선 우유를 살균하고, 냉각시킨 후 유산균 균주를 넣어 유산 발효를 진행시킨다. 산도가 증가한 후 '응유 효소'를 첨가하면 카세인이 응고한다.

응유 작용 기능을 가진 효소를 '응유 효소'라 부른다. 이는 유단백질 속의 카파카세인Kappa-casein을 분해하고, 카세인 교질 입자Micella의 보호기능을 잃게 만들어 칼슘 이온이 존재하는 하에 응집형태를 형성한다. 세계적으로 치즈 수요가 증가함에 따라 소의 네 번째 위에서 유래하는 효소제의 생산과 공급이 수요에 미치지 못하고 있다. 이에 미생물 속에서 '응유 효소'의 기질 특이성과 비슷한 프로테아제를 찾는 연구가 적극적으로 진행되고 있다.

미생물에서 유래한 '응유 효소'로 치즈를 제조하면 때로 카세인이 쓴맛이 나는 폴리펩티드를 생성하기 때문에 제품의 질이 저하된다. 최근에는 DNA 재조합 기술을 이용해 동물 응유 효소를 미생물 속에서 합성시킬 수 있게 되었다. 훗날 이를 대량으로 생산해서 사용할 수 있게 되면 식품 생체공학 기술은 새로운 진전을 이룩할 것이다.

5. 맥주와 프로테아제

맥주는 냉각 시에 혼탁 현상이 발생한다. 이때 파파인, 무화과 프로테아제, 파인애플 효소를 소량 사용하면 혼탁 현상을 일으키는 단백질을 분해하므로 혼탁 현상을 방지할 수 있다. 이는 또한 맥주병을 딸 때 거품이 분출하는 현상과도 관련이 있다. 일반적으로 맥주는 병뚜껑을 여는 순간 거품이 대량으로 분출하는데 이는 원료인 보리의 곰팡이 대사의 산물로 인한 현상이다. 이는 고리 형태를 띤 테트라펩타이드의 일종인데, 냉각 시 생성되는 혼탁을 방지하기 위해 파파인을 첨가하면 테트라펩타이드를 분해하는 작용을 한다.

리파아제는 음식의 풍미를 더해 준다

　지방은 생물체내의 중요한 에너지 저장체로, 생체막 조직을 구성하는 중요한 역할을 맡고 있다. 식품 가공 분야에서 지방과 관련된 효소를 응용하는 일은 별로 없지만 응용할 경우에는 주로 리파아제와 리폭시게나아제Lipoxygenase를 이용한다.

　리파아제는 식품을 가공할 때 풍미를 증진시키는 데 이용되는데, 최근에는 지방산 에스테르 교환 반응에 대한 연구에도 사용되고 있다.

　유지방이 리파아제의 작용을 거치면 치즈나 버터 같은 풍미를 얻을 수 있다는 사실은 일찍이 발견되었다. 과거에는 동물에서 유래한 리파아제를 이용했으나 최근에는 '곰팡이 효소'를 이용해도 마찬가지로 이탈리안 치즈의 풍미를 얻을 수 있다. 곰팡이 효소를 이용한 리파아제는 합성 치즈나 버터의 풍미를 제조하는 데도 응용된다.

　리파아제는 지방산과 에틸알코올의 에스테르화 합성반응에도 이용된다. 이는 화학반응보다 비교적 온화한 조건에서 진행되는 특징이 있다.

효소 덕분에
더욱 안심할 수 있는
세정용품

우리는 일상생활에서 효소가 첨가된 의류용 세제, 세척제, 치약을 쉽게 접할 수 있다. 이러한 제품의 가장 주요한 기능은 효소의 분해 능력을 통해 의류 혹은 구강 내의 때와 찌꺼기 등을 제거하는 것이다.

효소 세척제

1890년 효소는 공업에 대량으로 사용되기 시작했다. 당시에는 곰팡이 세포 추출액을 술 찌꺼기에 넣어 녹말의 당 분해를 가속시켰다. 현재 대규모로 생산되는 4가지 효소는 프로테아제Protease, 글루코아밀라아제Glucoamylase, 알파아밀라아제α-Amylase, 글루코오스이소메라아제Glucose isomerase가 있다.

프로테아제는 주로 세제의 세정 보조제로 쓰인다. 세제에 사용되는 프로테아제는 다음과 같은 성질을 가지고 있어야 한다.

- 알칼리성 용액에서 안정적이고 반응성이 높다.
- 더러움을 유발하는 단백질은 인체에서 유래하고, 식품의 성분이기도 하다. 그러므로 기질 특이성 범위가 넓은 효소가 비교적 유리하다.
- 섭씨 50도 이상의 온도에서도 안정을 유지한다.
- 세제 속에서도 안정되고 병원 미생물이 없어야 한다.

이러한 특성을 가진 효소 중에는 고초균$^{Bacillus\ subtilis}$ 같은 내알칼리성 프로테아제가 가장 보편적이다.

그밖에도 아밀라아제나 리파아제 같은 효소와 공동 작용으로 세척 효과를 발휘하기도 한다. 최근에는 세제에 셀룰라아제를 첨가해 섬유소와 결합시켜 더러움을 분리하고 제거한다.

콘택트렌즈와 효소 세정제

눈에서 나오는 분비물(눈물, 눈곱)에 함유된 단백질은 렌즈의 표면에 달라붙어 견고한 침적물을 형성한다. 그렇게 되면 콘택트렌즈의 투명도에 영향을 줄 뿐만 아니라 착용자의 각막에 상처를 줄 수 있다.

효소는 단백질 구조를 파괴하므로 단백질이 렌즈 표면에 쉽게 달라붙지 못하게 한다. 그리고 떨어져 나간 단백질 침적물은 생리 식염수에 의해 쉽게 씻긴다. 매주 적어도 한 번은 콘택트렌즈에 효소 세정제를 넣어 주는 것이 좋다. 분비물이 비교적 많이 분비되는 사람은 매주 적어도 두 번은 효소 세정제를 사용해야 효과적으로 단백질 침적물을 제거할 수 있다.

콘택트렌즈 효소 세정제에는 주로 파파인, 서몰리신thermolysin, 서브틸리신subtilisin, 췌장 효소pancreatic enzyme가 함유되어 있다.

입욕용 및 탈취용 효소

최근에는 목욕물에 화학물질을 첨가하는 것이 유행하고 있는데, 이러한 물질로는 '입욕용 효소', '입욕제' 등이 있다. 이는 효소가 피부 표면의 때를 분해하는 현상을 이용한 것으로 피부 세포의 활력을 회복시키고 신진대사를 촉진시킨다.

그밖에 탈취제도 미생물 및 효소로 악취 물질을 분해하는 생체 공학 기술을 이용한 제품에 속한다. 방향제의 향기가 발산되는 것은 효소와 관련이 있다. 방향제의 주요 성분인 에센스는 액체 형태로 당 분자와 결합되어 있는데 이는 향이 나지 않는다. 사용할 때 가수분해 효소를 도포한 종이를 통해

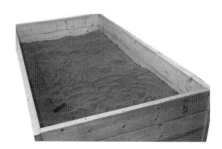

분말 형태의 효소 입욕제

가수분해가 진행되면서 향기가 발산되는 것이다. 이는 꽃이 향기를 발산하는 원리와 같은데, 꽃향기도 효소반응에 의한 결과다.

그밖에 우리가 모르고 있는 효소 현상

우리가 깨닫지 못할 뿐 사실 효소는 일상생활에 광범위하게 사용되고 있다.

1. 반딧불의 발광과 효소

여름날 밤 깜빡거리는 반딧불 빛은 사람들을 매료시키고 생명의 신비를 느끼게 한다. 만약 이를 과학적인 각도에서 해석한다면 신비감은 완전히 사라질지도 모른다. 반딧불의 빛은 세포 속의 물질이 화학적 변화를 일으켜 생성된 결과다. 이는 반딧불 체내의 효소 작용과 관련이 있고, 이러한 종류의 효소를 우리는 '반딧불 효소'라 부른다. 반딧불 효소는 ATP(신체 내 에너지 저장물질)와 협력해 빛을 낸다. 반딧불 효소가 들어 있는 유전자를 분리해 다른 생물에 주입하면 그 생물도 반딧불 효소 유전자로 인해 발광 기능을 갖게 된다. 이는 의료 분야에서 진단 용도로 사용할 수 있다.

2. 우유와 설사

우유를 마시면 설사를 하는 사람들이 있는데 이는 젖당에 맞지 않는 체질이기 때문이다. 우유에는 젖당lactose이 함유되어 있고, 인

기적의 효소

체의 소화기관에는 젖당 분해효소인 락타아제lactase가 함유되어 있는데 연령이 증가함에 따라 효소의 양도 감소한다. 또한 인종과 개인 체질에 따라서 락타아제의 양도 다르다. 젖당이 소화 흡수되지 않으면 수분과 염분의 흡수에 지장을 주기 때문에 설사를 하게 된다. 현재 시중에 판매되는 저젖당 유제품은 제조업체가 미리 우유 속의 젖당을 분해시킨 제품이기 때문에 마셔도 설사를 하지 않는다.

3. 홍국(紅麴)과 효소

홍차오러우(紅槽肉, 홍국을 이용한 홍차오로 양념해 만드는 고기 요리)는 홍차오(紅槽)를 이용해 만드는데, 홍차오는 홍국균Monascusanka이라 부르는 일종의 곰팡이를 이용해 제조한다. 또한 홍국균은 홍러우주(紅露酒)를 제조하는 데도 사용되는데, 옛날 매일 홍러우주를 마셨던 사람들이 장수했다는 이야기가 있다. 훗날 과학적인 연구를 통해 홍러우주와 효소가 관련이 있다는 사실이 밝혀졌다.

홍국균은 모나콜린 케이monacolin K라고 하는 일종의 효소 억제 물질을 분비한다. 이러한 물질은 콜레스테롤을 형성하는 효소 중 하나인 에이치엠지코에이HMG-CoA라는 환원 효소의 기능을 소실시키므로 콜레스테롤 생성량이 크게 감소함은 물론 심혈관 질병도 예방한다. 과거에 중국 사람들은 홍국이 보혈 작용을 한다고 생각했는데 이는 바로 효소와 관련이 있다.

누구나
알아두어야 할
임상의학 효소

효소는 의학 분야에 광범위하게 사용되고 있다. 의학적 치료가 대부분 효소와 관련이 있다는 사실이 연구를 통해 밝혀졌고, 수많은 질병이 야기되는 원인은 효소가 부족하기 때문이라고 한다.

잠두병과 효소의 관계

병원에 진찰을 받으러 가면 간혹 잠두콩에 대한 과민증이 있는지 묻는 의사가 있는데, 이러한 증상은 일종의 유전성 질병이다. 포도당-6-인산탈수소효소 결핍증G6PD deficiency, 속칭 잠두병은 그 효소가 유전자 X염색체 상에 위치하는 반성유전 질병이다. 통계에 따르면 대만의 남자 신생아 100명 중 3명이 잠두병 체질을 가지고 있다고 한다. 잠두병 환자는 특정 약물에 접촉하거나 감염되었을 때 용혈, 흑뇨, 공막 황달 등의 증상을 일으키기 쉽다. 그러나 환자의 임상적인 발현(예후 포함)은 매우 다양하다. 국내외의 전문학자들은 이러한 결핍증의 임상적인 발현이 병을 유발시키는 분자의 결손과 관련이 있다고 인식하고 있다.

잠두병은 적혈구의 포도당-6-인산탈수소효소의 활성을 직접적으로 검사함으로써 판단할 수 있다. 그러나 이러한 검사로는 임산부가 잠재 보균자인지 여부를 알 수 없고, 유전자형 검사를 시행하거나 실제로 잠두병을 가진 아이가 태어나야 비로소 잠재 보균자인지 알 수 있다. 임산부가 잠재 보균자라는 사실이 확정되면 용혈성 물질을 섭취해서는 안 된다. 그러지 않으면 남자 아이의 경우 절반의 확률로 잠두병 체질로 태어날 가능성이 있다.

간 기능 수치 효소 : GOT와 GPT

GOT^{glutamic oxaloacetic transaminase}와 GTP^{glutamic pyruvic transaminase}는 인체 내의 각종 장기(간, 심장, 근육 등) 세포 내의 중요한 효소로, 체내의 아미노산 합성에 쓰인다. 정상적인 상황에서 두 효소는 혈청 내에서 안정적으로 낮은 수치를 유지한다. 정상치의 기준은 각 실험실에 따라 약간씩 다르지만 일반적으로 리터 당 40단위^U 이상을 높은 수치로 간주한다. 장기의 세포에 염증이 발생하면 세포의 투과성이 변화되거나 세포 자체가 파괴되므로 혈청 속의 GOT, GPT 수치가 높아진다.

GOT, GPT는 간세포에 가장 많이 함유되어 있는 효소다. 만약 간에 염증이 발생하거나 어떤 원인으로 세포가 괴사하면 GOT, GPT가 빠져나와 혈액 속의 GOT, GPT 수치가 높아진다. 그러나 GOT, GPT 수치가 높지 않다고 해서 간경화 혹은 간암 환자가 아니라고 단정할 수는 없다. 이는 대부분의 간염 환자가 염증 발생이 이미 정지된 상태에서 간의 섬유화, 경화가 진행되기 때문이다. 일단 간경화가 진행되면 간암이 발생하기 쉽다.

간암 초기에는 간의 지방 수치가 높지 않다. 이는 간암 발생 주위가 암세포에 의해 압박되고 침범되어야 비로소 간세포 조직이 괴사하기 때문이다. 간암인데도 불구하고 GOT, GPT가 정상적인 수치를 유지할 때도 있다. 이때는 수치가 높아지더라도 과도하게 높아지지는 않는데 이러한 사실을 아는 사람이 많지 않다. 그렇다고 해서 방치해두면 불행한 비극이 초래된다. 그러니 GOT와 GPT 수치는 참고하되 절대적인 지표로 삼아서는 안 된다.

혈전 용해 효소

심혈관 질병은 사망 원인에서 높은 순위를 차지하고 있다. 응고된 혈액에 의해 혈관이 막히면 혈전이 생성된다. 소위 '혈전'이란 혈액 속의 과도한 피브리노겐fibrinogen(일종의 단백질) 및 혈소판과 혈액 응고 효소에 의해 형성된 것이다. 건강한 인체에서도 혈전은 만들어진다. 혈전은 혈관의 상처를 재생시키고 지혈작용을 한다. 그러나 혈전의 생성과 용해의 균형이 무너지면 여분의 혈전이 생기고 각종 문제가 발생한다.

혈전이 심장의 관상동맥에서 발생하면 심근경색을 일으키고, 뇌동맥에서 발생하면 뇌경색을 일으키는데 두 상황 모두 매우 위험하다. 그리고 만약 뇌 속의 모세혈관이 막히면 노인성 치매를 일으키는 원인이 될 수 있다. 최근의 연구에서 발견된 바에 의하면 안저 출혈을 일으키는 망막중심정맥폐쇄증 혹은 치질 등의 원인도 혈전 때문이라고 한다. 앞서 이야기한 증상을 혈전성 질병이라고 총칭할 수 있다.

임상에서는 혈관을 막는 혈전을 분해하기 위해 유로키나아제라고 하는 효소의 일종을 자주 사용한다. 유로키나아제는 사람의 소변에서 추출되는 당단백질에서 얻을 수 있다. 이 물질은 원래 비뇨기관의 상피조직세포로, 떨어져 나가면 소변을 따라 몸밖으로 배출된다. '소변 건강법'을 실천하는 사람들은 자신의 소변을 자주 마신다. 이는 자연적으로 낭비되는 상피조직세포를 다시 흡수시켜 각종 혈전이 야기하는 질병, 예를 들어 뇌혈관 색전증, 혈전 정맥염, 심근경색, 폐전색, 혹은 급성 뇌전색, 망막중심정맥혈전 등의 증상을 개선시키는 원리다.

유로키나아제는 혈관 전색을 효과적으로 용해시킨다. 관상동맥경화증이 있는 사람에게 심근경색이 발생했을 때 응급으로 유로키나아제 제제를 사용하면 효과적으로 전색을 용해할 수 있다. 유로키나아제는 심근의 모세혈관에 영양을 공급하고 혈액순환을 촉진시켜 심근에 신선한 혈액을 신속하게 전달한다. 더 나아가 심근경색이 발생한 범위를 축소시키고 개선시켜 적어도 즉각적인 사망은 피할 수 있다. 심근경색으로 인해 급성 발작을 일으켰을 때 마땅한 병원이나 치료 약물을 찾을 수 없다면 임시적인 방편으로 소변을 마시게 하면 위급한 상황을 구할 수 있다. 단 이러한 방법의 유일한 결점은 소변의 유로키나아제 함량이 낮다는 것이다. 통상 100시시의 정상적인 소변에서 대략 100밀리그램이 추출될 뿐이다.

1970년에 필자는 유로키나아제 연구에 참여해 이를 순조롭게 상품화한 적이 있다. 이로 인해 1981년에 교육부의 과학기술 발명상을 받았다. 안타깝게도 문명과 과학 기술의 발전으로 현재는 유전공학 및 조직 배양 기술로 조직플라스미노겐활성인자tissue plasmino-gen activator, TPA를 생산해 유로키나아제를 대신하고 있다.

최근 유행하는 '낫토 건강법'은 낫토에 함유된 나토키나아제가 혈전을 용해하는 기능에 근거한 것이다.

비아그라와 효소

비아그라는 세계적으로 가장 유명한 약품이다. 비아그라가 남성의 음경 발기와 지속 시간을 대대적으로 증강시킨다는 사실을 모르는 사람은 아마 없을 것이다. 발기는 해면체 조직에 혈액이 집중되어 팽창하는 현상이다. 사람이 성적인 자극을 받으면 성기관의 신경 혹은 혈관의 내피세포가 일산화질소를 배출한다. 이는 평활근에 들어가 구아닐레이트 시클라제를 활성화시켜 환식구아노신 모노포스페이드^{CGMP}를 생성해서 근육의 칼슘 이온을 배출하거나 차단하므로 근육이 이완된다.

그러므로 환식구아노신 모노포스페이드의 농도가 높아지면 근육의 활동에 영향을 끼쳐 혈액이 그 조직의 혈관에 쉽게 몰려든다. 즉, 환식구아노신 모노포스페이드의 농도가 높아진 조직은 계속해서 혈액이 쏠린 상태인 것이다. 정상적인 신체는 이러한 상태가 계속되는 것을 허락하지 않는다. 근육의 이완을 해소하기 위해 포스포디에스테라아제$^{phosphodiesterase, PDE}$의 일종을 이용해 환식구아노신 모노포스페이드의 신속한 가수분해를 촉진한다. 정상적인 음경 발기 시간이 그다지 길지 않은 이유는 바로 포스포디에스테라아제의 작용 때문이다.

비아그라는 포스포디에스테라아제에 대항하므로 발기 강화 기능이 있는 것이다. 발기부전인 사람은 환식구아노신 모노포스페이드의 생성이 부족하다. 음경의 해면체에서 생성되는 소량의 환식구아노신 모노포스페이드가 포스포디에스테라아제에 의해 신속하게 분해되어 평활근을 이완시키는 작용을 하지 못하는 것이다. 음경이 제대로 발기되지 않는 이유는 간신히 기능을 발휘한 환식구아노신 모노포스페이드가 신속하게 분해되기 때문이다. 비아그라는 포스포디에스테라아제의 환식구아노신 모노포스페이드 분해작용을 억제하므로 발기에 효과적이다.

의학용 효소 제제
일람표

1. 알파 키모트립신 델타 키모트립신Alpha-Chymotrypsin Delta-Chymotrypsin

성분 : 1정 당 5,000, 8,500, 10,000, 40,000단위^{U} 함유. 주사제는 앰플 혹은 유리병 당 2,000, 5,000 단위 함유.

용도 : 급성 및 만성 염증의 완화, 만성 기관지염, 혈전 정맥염, 관절염, 혈종 욕창, 염좌의 염증, 수술 후 및 외상의 붓기 완화.

Alphintern Leurquine

성분 : 1정 당 알파 키모트립신 3밀리그램, 트립신 10밀리그램 함유.

용도 : 수술 후 혹은 외상의 붓기를 완화.

2. 브로멜라인Bromelain(파인애플 효소)

성분 : 1정 당 10,000, 12,000, 25,000, 50,000단위 함유.

용도 : 수술 후 및 외상 후의 붓기 완화, 부비강염, 유방 울적, 호흡기 질환에 수반되는 객담객출 곤란, 기관 내 마취 후 객담객출 곤란, 치핵.

부작용 :

　① 과민증 : 발진, 염증.

　② 소화기 : 설사, 변비, 식욕 부진, 위의 불쾌감, 오심, 구토.

　③ 혈액 : 혈담.

상호작용 : 항응고제와 병용 시 항응고제의 작용이 강화된다.

3. 카탈라아제Catalase

성분 : 주사제 1병(2밀리리터)당 25,000단위 함유.

용도 : 관절염.

용법 및 용량 :

　• 주사 : 근육주사로 매일 혹은 이틀 간격으로 25,000단위를 한 달간 사용한다.

4. 키모팜Chimofarm

성분 : 주사제 앰플 당 트립신 2밀리그램, 키모트립신 2밀리그램 함유.

용도 : 소염, 부기를 가라앉힘.

5. 키모파파인Chymopapaine

성분 : 주사제 작은 병당 12.5 NKATU(나노카탈^{nkat}과 U를 병기한 것으로 추측되는데, 나노카탈을 의미하는 것으로 추정된다. 참고로 1U(효소국제단위)=16.67nkat라고 한다) 함유.

용도 : 요추간판탈출증.

6. 키모저 발사믹Chymoser Balsamic

성분 : 1정 당 키모트립신 2,500 Anson PR, 트립신 2,100 Anson PR, 구아야콜 설폰산 칼륨 Guaiacol Protassium Sulfonate 50밀리그램, 벤조산나트륨Sodium

Benzoate 25밀리그램, 수화 테르핀Terpin Hydrate 50밀리그램, 구아야콜 글리세릴 에테르Guaiacol Glyceryl Ether 50밀리그램 함유.

용도 : 기관지염, 인두염, 늑막염 등의 완화.

7. 췌장디옥시리보핵산가수분해효소Pancreatic Deoxyribonuclease

성분 : 주사제 작은 병 당 25만, 100만 단위 함유.

용도 : 기관지염, 폐렴, 만성기관지천식, 기관지 확장증, 유방 농양, 흉막염, 농흉, 폐농양, 기관 봉합 수술 후, 정맥두염, 타박상, 궤양 및 궤양의 증상으로 인한 염증, 붓기, 침출 및 화농 등의 증상 완화.

용법 및 용량 :

- 주사 : 이틀에 한 차례 100만 단위를 근육주사. 긴급 시에는 정맥주사.

8. 히알루로니다아제Hyaluronidase(히알루론산 효소)

성분 : 주사제 앰플 당 200단위 함유.

작용 기전 : 가수분해 히알루론산은 호흡으로 인한 삼출물, 염증성 삼출물과 주사액의 확산을 촉진한다.

용도 : 기타 주사 약물의 확산과 흡수 증가. 피하 주입법, 피하 요로 X선 촬영 보조제, 방사선을 통과하지 않는 물질의 흡수 개선

용법 및 용량 :

- 주사 : 150단위를 다른 약물 용액에 추가해 주사 약물을 흡수하고 확산시킨다.

- 피하 주입법 : 150단위를 주사액에 주입하거나 혹은 주입 전에 피하에 주사한다.

- 피하 요로 X선 촬영 : 환자가 엎드린 상태에서 75단위를 각각의 견갑골에 피하 주사한다.

- **금기 증상** : 염증, 감염 혹은 암이 있는 부위 및 그 주위, 충혈성 심부전, 저단백혈증.

부작용 :

① 과민.

② 투여 부위 : 발적, 부종, 동통, 과도 수화.

치료 시 주의할 점 :

① 우선 피부 과민 테스트를 해야 한다. 리터 당 **150**단위 용액(3단위)을 약 **0.02**밀리리터 피하 주사한 뒤 양성반응이 나타나면 **5**분 내에 조흔과 국부 소양이 발생하고 약 **20~30**분간 지속된다. 음성반응이 나타나는 경우에는 피부가 붉어지는 증상만 보인다.

② 본제를 피하 주입법으로 주입할 시 수분의 흡수를 가속시켜 과도 수화를 촉진하므로 수액의 속도는 반드시 의사의 처방에 따라야 하고 환자의 상태를 자세히 관찰해야 한다.

③ 약물의 확산을 증가시키는 용도로 사용할 때는 흡수율도 증가한다는 사실을 염두에 두어야 한다. 그러므로 반드시 부작용 발생에 주의하고 약물이 지속되는 시간을 단축시켜야 한다.

④ 친수성을 가진 제형은 용액 속에서 불안정하므로 사용하기 전에 염화나트륨 주사액을 배합해야 한다. (통상적으로 비율은 150단위의 히알루로니다아제 당 1밀리리터)

⑤ 본제는 섭씨 **2~8**도에서 보관할 때 **3**개월간 안정성을 유지하는데 이는 약사의 지시를 따른다.

9. 기모제Kimose

성분 : 1정 당 브로멜린 **50**밀리그램(2만 단위), 크리스탈린 트립신Crystalline Trypsin 1밀리그램(2,500단위) 함유.

용도 : 염좌, 피부가 붉게 부어오른 곳, 골절, 유방염, 유방 울적, 혈전증 등의 모든 염증 증상(부어오름, 동통, 붉어짐)의 완화.

용법 및 용량 :

- **경구 복용** : 초기 단계 조제량–매일 4회, 매회 2정, 지속량 : 매일 4회, 매회 1정.

10. 라이소자임 클로라이드 Lysozyme Chloride

성분 : 1정 당 10, 30, 90, 100, 25밀리그램 함유.

작용 : 항염 작용, 출혈 억제 작용, 객담객출, 고름 분비 작용.

용도 : 만성 부비강염, 호흡기 질환에 수반되는 객담객출 곤란, 수술 시와 수술 후의 출혈.

부작용 :

① 쇼크.

② 과민증 : 발진, 홍조.

③ 소화기 : 설사, 식욕 부진, 위의 불쾌감, 오심, 구토, 구내염.

11. 프로테아제 Protease

성분 : 캡슐 1개 당 15,000mup 함유.

용도 : 부비강염 및 부비강염 수술 후의 치료.

용법 및 용량 :

- **경구 복용** : 하루 3회, 매회 1정.

12. 세아프로제 에스 Seaprose S

성분 : 1정 혹은 캡슐 1개 당 5밀리그램, 10밀리그램, 15밀리그램 함유. 과립 1알 당 (100, 85, 0)gm 10밀리그램 함유.

용도 : 수술 후 및 외상 후의 붓기 완화, 부비강염, 호흡기 질환에 수반되는 객담

곤란, 기관 내 마취 후의 객담 곤란, 치핵.

용법 및 용량 :

- **경구 복용 :** 하루 3~4회, 매회 10~15밀리그램.

부작용 :

① 과민증 : 발진, 염증.

② 소화기 : 식욕 부진, 위의 불쾌감, 오심, 구토, 설사, 위통.

③ 혈액 : 혈담.

상호작용 : 항응혈제와 병용하면 항응혈제의 작용이 증강된다.

13. 세라티오펩티다제^{Serratiopeptidase}

성분 : 1정 당 5밀리그램, 10밀리그램 함유.

용도 : 수술 후 및 외상 후의 소염, 치주농양 및 치주염, 기관지염, 폐결핵, 기관지 천식과 같은 질병의 객담객출, 마취 후의 객담객출 부전.

용법 및 용량 :

- **경구 복용 :** 하루 3회, 매회 15~30밀리그램.

부작용 :

① 과민증 : 발진, 홍조.

② 소화기 : 설사, 식욕 부진, 위의 불쾌감, 오심, 구토.

③ 혈액 : 코피, 혈담 등 출혈 경향.

상호작용 : 항응혈제와 병용하면 항응혈제의 작용이 증강된다.

14. 바리다제^{Varidase}

성분 : 1정 당 스트렙토키나제^{Streptokinase} 10,000단위, 스트렙토도르나제 ^{Streptodornase} 2,500단위 함유. 근육주사제의 경우 밀리리터 당 스트렙토키나제 10,000단위, 스트렙토도르나제 2,500단위 함유. 외용 주입제의 경우

유리병 1개 당 스트렙토키나제 10만 단위, 스트렙토도르나제 25,000단위 함유.

용도 :

- **경구 복용, 근육주사** : 농양, 혈종, 각종 외상, 골절, 발치 및 외과적 수술 후의 붓기.
- **외용 주입제** : 궤양, 외상, 화농, 탕상, 화상을 제거하고 국부 주입이 가능함. 혈흉, 농흉, 관절 화농의 제거, 방광 내 응혈의 용해 및 호흡기의 거담에 사용되고 객담객출을 도움.

용법 및 용량 :

- **경구 복용** : 하루 4회, 매회 1정.
- **주사** : 근육주사, 매일 2회, 매회 0.5밀리리터.
- **외용 주입제** : 상처를 깨끗이 하는 데 사용한다. 20밀리리터의 주사용액 혹은 생리식염수에 용해시킨 다음 붕대에 적셔 상처에 감는다. 이를 매일 두 차례 갈아준다. 만약 국부에 주입할 경우에는 10밀리리터의 주사용액 혹은 생리식염수에 용해시킨다.

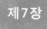

제 7 장

암과 피로를
퇴치하는 간단한
효소 만들기

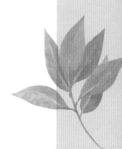

공업 분야에 사용되는 효소는 채소와 과일에서 추출한 것으로 이는 발효를 거쳐 얻어진다. 종합 효소 제품은 반드시 단백질, 탄수화물, 지방 3대 영양소를 분해할 수 있는 효소이어야 한다. 이러한 종합 효소에 기타 효소(예를 들어 항산화 효소)가 포함되어 있는 제품이 가장 좋다고 할 수 있다. 이는 사람들이 건강을 보호하는 데 가장 탁월한 선택이다. 일반적인 경우, 건강을 위한다면 기타 효소(예를 들어 항산화 효소)가 들어 있는 제품을 선택하는 것이 가장 좋다. 현재 시중에는 수많은 액체 상태의 종합 식물, 과채효소 제품이 판매되고 있는데 이는 간편하게 사용할 수 있을 뿐더러 체력을 보충하고 질병을 치료하는 데 매우 효과적이어서 큰 환영을 받고 있다. 그러나 효소는 직접 만들 수 있으므로 이번 파트에서는 천연 효소를 만드는 비결을 공개하고자 한다.

유전자 공학이 주류인
공업 생산 효소

공업 제조과정 및 제품에 응용되는 공업 효소는 조작 규모가 크고, 높은 순도를 필요로 하지 않으며 광범위하게 사용된다는 특징이 있다. 공업 효소의 80퍼센트는 토양 속의 미생물에서 유래한다. 한 종류의 미생물에는 1천 종이 넘는 효소가 함유되어 있는데, 특수한 방법을 거쳐 가장 적합한 미생물을 선별한다. 몇 세기 전부터 효소는 공업적인 규모로 생산되었다. 이러한 효소는 양조, 건조, 의학 방면에 응용되었고, 제조 기술도 갈수록 정교하고 복잡해졌다.

전통적인 효소 생산 단계는 다음과 같다.

우선 자연계에서 필요한 균주를 선별하고 나아가 인공적인 돌연변이 생산 방식을 통해 균종을 개량해 효소의 단위 생산량과 순도를 증가시킨다. 다음 단계에서는 적절한 균체 생장 및 효소 생장, 효소 생산의 배양기와 배양 환경을 탐색하고 개량된 균주를 발효법을 이용해 대량으로 생산한다. 마지막으로 원심분리 혹은 여과 등의 단계를 거쳐 균체와 찌꺼기를 제거한 다음 침전과 농축을 거쳐 안정된 균액의 형태로 효소를 만든다.

환경 보호에 더욱 도움이 되는 DNA 재조직 효소

최근 생체공학 기술이 나날이 발전하고 새로워짐에 따라 유전자공학에서의 균종 발효 방법도 점점 발전하고 있다. 이를 통해 대량의 효소를 생산해 새로운 공업 제조과정에 필요한 양을 충분히 공급하고 있다. 현재 70퍼센트 이상의 효소가 유전자공업 제품에 속한다. DNA 재조직 기술을 통해 다양한 균체 내의 유전자 특성을 전이시키면 효소 원래의 특성을 변화시킬 수 있다. 공업적인 가치를 지닌 많은 효소가 배양기에서 생성되는데 이러한 세포 외 효소를 회수해 정화시키는 단계는 비교적 간단하다. 그러므로 유전자 재조직 방법을 이용해 효소를 세포 외에서 생산하는 방법은 매우 편리하다.

또한 현대적이고 새로운 효소 제조과정은 원료의 이용률과 제품 생산율을 촉진시켰다. 고밀도 발효법으로 효소를 생산하고, 효소 고정화 기술을 이용해 효소의 사용 기한을 연장했다. 이러한 연구는 순도 높은 효소를 심지어 톤 단위로 생산할 수 있게 하므로 근대 생체공학 기술 공업의 중요한 일환으로 여겨지고 있다. 각종 산업 분야에서는 품질이 우수하고 가격이 저렴한 효소 제품을 도입한 후 생산 능력이 향상되었고, 번거롭고 오염된 제조과정을 피할 수 있게 되었다. 효소 생산 환경의 개선을 통해 한 단계 더 나아가 지구라는 큰 환경을 보호할 수 있게 되었다.

올바른 효소를 고르는 7대 법칙

현재 시중에서 판매되는 식품 레벨의 효소 제품은 거의 식물에서 유래한 것이다. 동물에서 추출하거나 미생물의 발효를 이용한 것은 대부분 의료용으로 사용되고 있다. 일반 의약품 중에서 비교적 유명한 것은 소화를 돕는 다카디아스타아제다.

동물에서 유래해 상품화된 효소로는 판크레아틴Pancreatin, 펩신이 있다. 이러한 효소가 함유된 보조제는 위의 말단과 소장에서 음식물의 소화를 돕는다.

일반적으로 효소를 선택하는 법은 다음과 같다.

1. 국가 단위 위생국의 승인을 얻은 제품.
2. 합법적인 효소 전문 공장에서 생산된 제품.
3. 고도의 활성을 가지고 있고, 섭씨 40도를 넘지 않는 가공 제조 환경에서 완성된 제품.
4. 활성이 안정되어 있고, 생화학 과학기술로 보호되며 외부 환경의 영향을 받지 않는 제품.
5. 산성 환경인 인체의 위액에서 비교적 긴 시간 활성을 유지하는 제품.

6. 다른 천연 항산화 활성물질과 동시에 결합해 그 기능을 보호하고 향상시킬 수 있는 제품.

7. 생화학 과학기술의 보호를 받아 저장 기간 동안 활성이 비교적 양호하게 보존되는 제품.

양질의 효소는 원료 소재의 다양성, 균형 및 완벽한 발효 기술, 유효성을 가진 제품이다. 특히 효소를 만드는 작업에서 각각의 일환은 세밀하고 복잡하여 심혈을 기울여야 한다. 시중에는 비록 '효소'라는 이름으로 판매되지만 실제로는 여러 가지 물질의 혼합액에 불과한 제품도 많다. 이는 식초에 감미료, 향료 등을 넣거나 과즙에 산제, 한약을 혼합하고, 과일식초에 젤리 형태의 점성 물질을 결합시킨 것이다.

제대로 된 원료 혹은 발효과정을 거친 미생물에서 효소를 추출하지 않으면 위와 같은 '혼합액'은 단지 식초 혹은 과즙의 파생물에 불과하다.

'양질의 효소'가 갖추어야 할 조건

1. 우수한 발효 기술로 숙성 및 안정시키는 것이 선결조건이다.

2. 원료의 종류가 다양해야 하고 유기농 혹은 오염되지 않은 과채 식물이어야 한다. 여기에 몸에 부담을 주지 않는 한방 본초를 더하면 더욱 효과가 좋다.

3. 원료의 특성을 고려해 배합해야 한다.

4. 완벽하게 밀봉해야 한다.

5. 제조과정에서 원료에 함유된 영양소와 순수한 식물 종합 효소의 높은 활성을 유지해야 한다.

6. 천연발효로 만들어진 SOD(과산화물 제거 효소)와 항산화 효소의 함량이 높아야 한다.

7. 순수한 천연식물에서 추출한 양질의 효소이어야 하고, 다른 물질을 첨가하거나 합성시킨 효소 제품이어서는 안 된다.

그밖에도 겉으로 보기에 혼탁하거나 색이 어두운 제품, 너무 끈적이는 제품은 모두 양질의 효소라 할 수 없다.

효소의 맛은 어떻게 판별하는가?

품질이 낮은 효소:

- 코를 찌르는 냄새, 초산 냄새가 명확한 것.
- 술 냄새가 나는 것.
- 조미료 맛이 나는 것.

간편하고 안심되는
천연 효소 DIY

필자는 2009년에 출간된 효소 전문 서적에서 어떻게 하면 집에서 직접 효소를 만들 수 있는지를 소개했다. 이는 예상 밖의 폭발적인 반응을 불러 일으켰고, 최근 대만의 새로운 양생법으로 자리 잡았다. 생화학 영양 분야의 몇몇 동료들은 책에서 소개한 방법으로 만들어진 물질이 효소가 아니라 기한이 지난 과즙에 지나지 않는다고 여겼고, 기업 분야의 인사들은 생산 공장을 참관한 후 너무 간단하고 조잡해서 투자할 가치가 없다고 생각했다. 이러한 생각은 모두 효소에 대한 오해에서 비롯된 것이다. 사실 효소는 효소학 enzymology이라 불리는 매우 심오한 학문이다.

효소를 직접 만들 때 사용하는 채소와 과일에서 추출된 효소의 주요 성분은 과즙이다. 그렇지만 발효과정을 거쳐 미생물 균체와 효소가 생성되므로 기한이 지난 과즙이라는 말은 틀린 것이다. 효소를 직접 만들 때 반드시 주의해야 할 점은 요거트나 발효유를 만드는 것처럼 전문적이어야 한다는 것이다. 만일 제조과정에서 잡균에 의해 오염되면 우리 몸에 유해하므로 얻는 것보다 잃는 것이 더 많을 수 있다. 그러므로 사실 전문 업자나 회사에서 생산된 제품을 구입하는 편이 더 낫다.

효소를 직접 만들 때는 반드시 신선한 재료를 사용해야 하고, 효소를 만들기 이틀 전에 재료를 미리 구입해 깨끗이 씻은 다음 그늘진 곳에서 자연 건조시키되 절대 냉장고에 넣으면 안 된다. 도마와 칼, 유리병은 반드시 효소를 만드는 데만 사용해야 하고, 사용 전에 깨끗이 씻어 말려야 한다. 수분이나 유분이 묻으면 절대 안 된다. 과일이나 채소를 자를 때는 깨끗한 마음으로 신체의 에너지를 높이고 긍정적인 기분을 가져야 한다. 여러 사람이 함께 효소를 만들게 되면 사람마다 각자 마음가짐이 다르기 때문에 효소 생산에 다양한 영향을 끼친다.

효소를 만들 때는 활성 효모분, 요거트 발효용 젖산균 등 발효용 균종을 첨가하는 것이 가장 좋지만 순수한 양조식초로 대체할 수 있다. 효소를 만들고 난 찌꺼기를 일부 남겨두면 다음번에 종균으로 사용할 수 있다. 막 발효가 시작되는 4~5일간은 가장 윗부분에 백색 거품이 생긴다. 간혹 검은 점이 생길 수 있는데 이는 곰팡이이므로 떼어 버려야 한다. 그러지 않으면 효소가 상할 수 있다.

재료는 유리병의 8할만 채울 정도면 충분하다. 발효가 시작되는 4~5일간은 발효로 발생되는 가스가 빠져나갈 수 있도록 병뚜껑을 꽉 닫지 않도록 한다. 그러지 않으면 뚜껑이 폭발할 염려가 있다. 천으로 병을 막는 경우에는 될 수 있는 한 외부의 오염을 피해야 한다. 4~5일이 지나면 뚜껑을 열어 검은 점이 생기지는 않았는지, 병뚜껑 안에 파리알 등이 있지는 않은지 주의 깊게 살핀다. 만약 아무 문제가 없으면 뚜껑을 꽉 닫고 외부를 가제로 둘러싼 다음 30~40일간 놓아두면 먹을 수 있다.

효소를 만들 때는 물을 첨가하지 말아야 비로소 진하고 순수한 효소액을 만들 수 있다. 물을 첨가해 발효시키는 것도 가능하기는 하지만 완전 발효가 되지 않으면 품질이 떨어질 가능성이 있다. 물을 첨가해 효소를 만들면 대량의 가스가 발생하므로 병을 덮은 비닐이나 천이 툭 튀어나올 정도로 부풀어 오르기도 한다.

효소는 냉장고에 넣지 말고 그늘지고 서늘한 곳에 보관한다. 또한 추위와 수분 때문에 곰팡이가 생기는 것을 방지해야 한다.

효소가 완성되면 매일 횟수에 제한 없이 자주 마시도록 한다. 위장이 튼튼한 사람은 공복 시에 마시고(효과가 가장 좋음), 위장이 비교적 약한 사람은 식사 후에 마신다. 효소는 희석시키지 않고 마셔도 되고, 개인의 기호에 따라 희석시켜 마셔도 된다.

효소는 만들기 쉬워 보이지만 사실 다양한 변수가 작용하므로 반드시 성공하리라는 보장은 없다. 특히 초보자는 사소한 부분에 부주의해 심혈을 기울인 효소 만들기가 물거품이 될 수도 있다.

모든 과일에는 효소가 풍부하게 함유되어 있어 효소 만들기에 사용할 수 있다. 단 처음 만들 때는 한 가지 과일부터 시작해야 비교적 쉽게 성공한다. 과일 중에서도 다량의 효소를 함유하고 있고 자주 볼 수 있는 과일은 파인애플과 파파야다.

파인애플 효소

천연식물효소 중에서도 파인애플은 상당히 중요한 원료라 할 수 있다. 게다가 효소뿐만 아니라 다른 영양 성분도 얻을 수 있다.

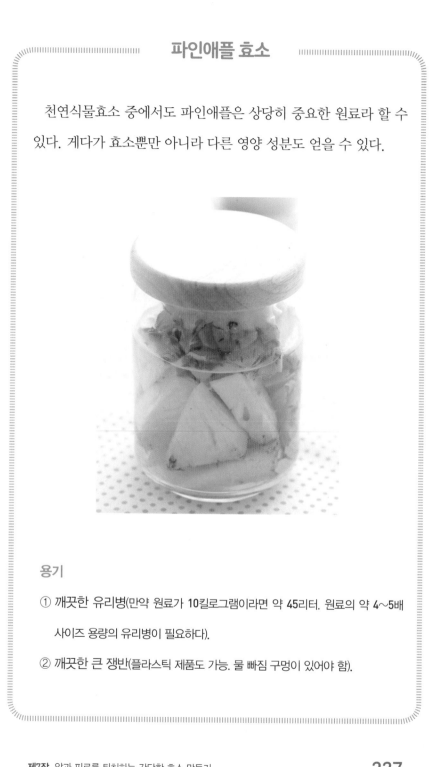

용기

① 깨끗한 유리병(만약 원료가 **10**킬로그램이라면 약 **45**리터. 원료의 약 **4~5**배 사이즈 용량의 유리병이 필요하다).

② 깨끗한 큰 쟁반(플라스틱 제품도 가능. 물 빠짐 구멍이 있어야 함).

재료

유기농 재배 파인애플(무게는 약 10킬로그램), 농약이 적은 것이 비교적 좋다. 갈색 덩어리 설탕(약 5킬로그램)을 사용하는 것이 이상적이지만 일반 설탕(흑설탕 혹은 황설탕이 좋음)도 가능하다. 파인애플과 설탕의 비율은 2:1로 한다. 그리고 순수 양조식초 1병(약 500시시)을 준비한다.

만드는 법

① 먼저 파인애플을 깨끗하게 씻어(수돗물을 사용해서는 안 되고 여과된 청정수를 사용해야 하며, 두 손과 용기는 모두 청결을 유지해야 한다) 큰 쟁반에 놓아둔다. 위에는 깨끗한 헝겊을 덮어 파인애플의 물기가 충분히 빠지게 한다.

② 유리병은 깨끗이 씻고 끓는 물로 한 번 덥히거나 끓는 물에 넣어 살균한 다음 병 입구가 밑으로 향하게 해서 수분을 완전히 말린다.

③ 손을 충분히 깨끗이 씻은 다음 파인애플을 껍질째로 썰고, 갈색 덩어리 설탕과 함께 한 층씩 번갈아가며 유리병에 집어넣는다. (파인애플을 한 층 넣었다면 그 위에 갈색 덩어리 설탕을 넣고 이 과정을 설탕이 다 떨어질 때까지 반복한다) 그런 다음 양조식초 한 병을 붓고 뚜껑을 덮되 폭발할 가능성이 있으므로 너무 꽉 덮지 않는다. 깨끗한 비닐장갑을 끼고 매일 유리병 속의 내용물을 충분히 섞어 준다(연속으로 일주일 간 섞어 주면 된다).

며칠이 지나면 발효가 시작되어 액즙이 생성되고 가스로 인해 파인애플이 위로 떠오른다. 3주 후 뚜껑을 꼭 닫을 시기가 되었을

238

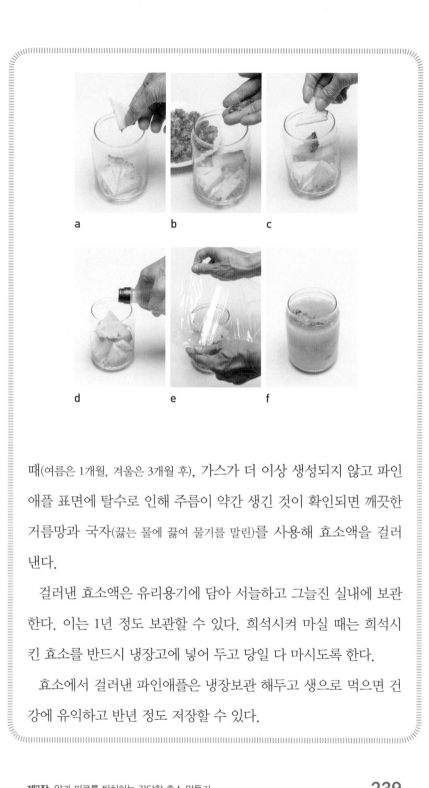

때(여름은 1개월, 겨울은 3개월 후), 가스가 더 이상 생성되지 않고 파인애플 표면에 탈수로 인해 주름이 약간 생긴 것이 확인되면 깨끗한 거름망과 국자(끓는 물에 끓여 물기를 말린)를 사용해 효소액을 걸러낸다.

걸러낸 효소액은 유리용기에 담아 서늘하고 그늘진 실내에 보관한다. 이는 1년 정도 보관할 수 있다. 희석시켜 마실 때는 희석시킨 효소를 반드시 냉장고에 넣어 두고 당일 다 마시도록 한다.

효소에서 걸러낸 파인애플은 냉장보관 해두고 생으로 먹으면 건강에 유익하고 반년 정도 저장할 수 있다.

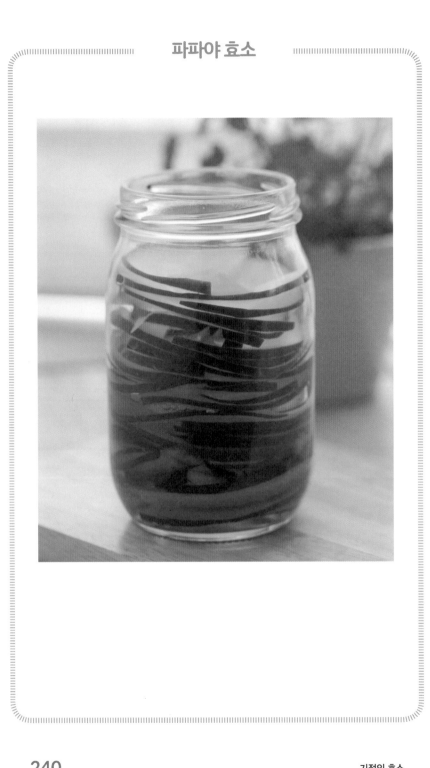

용기

① 깨끗한 유리병(만약 원료가 10킬로그램이라면 약 45리터. 원료의 약 4~5배 사이즈 용량의 유리병이 필요하다).

② 깨끗한 큰 쟁반(플라스틱 제품도 가능. 물 빠짐 구멍이 있어야 함).

재료

그린파파야 600그램, 순수 양조식초 1병(약 500시시), 올리고당 시럽 3티스푼(40~50시시). 1큰술은 15그램(혹은 15시시), 1작은술은 5그램(혹은 5시시)이다.

만드는 법

① 그린파파야를 깨끗이 씻고 씨를 뺀 다음 껍질째 슬라이스 한다. 이때 금속으로 된 칼을 사용하지 말고 나무 혹은 대나무로 된 칼을 사용해야 한다(파파야 효소만 특별히 나무 혹은 대나무로 된 칼을 사용할 필요가 있음). 이는 파파야 효소가 파괴되는 것을 방지하기 위해서다.

② 준비해 놓은 재료를 겹겹으로 포개어 유리병 속에 넣는다. 그런 다음 올리고당 시럽을 뿌리고, 식초를 넣는다. 발효 단계와 방법은 파인애플 효소와 동일하다.

당근 효소

용기

① 깨끗한 유리병(만약 원료가 10킬로그램이라면 약 45리터. 원료의 약 4~5배

　사이즈 용량의 유리병이 필요하다).

② 깨끗한 큰 쟁반(플라스틱 제품도 가능. 물 빠짐 구멍이 있어야 함).

재료

유기농 당근 5개(600그램 정도), 보통 크기의 유기농 레몬 3개, 유기농 덩어

리 흑설탕 200~500그램. 설탕의 양은 기호에 따라 조절한다.

만드는 법

당근을 작은 크기로 슬라이스 해 유리병 바닥에 한 층 깐다. 레몬도 슬라

이스 해 당근 위에 한 층 깐다. 그 위에 덩어리 흑설탕을 뿌린다. 다시 당

근을 한 층 깔고 위의 과정을 반복한다. 유리병은 8할 정도만 채운다. 발효

가 시작될 때는 뚜껑을 꽉 닫지 말고 4, 5일간 놓아둔 다음 아무런 문제가

없으면 꽉 닫는다. 그늘지고 서늘한 곳에 30~40일 동안 놓아두면 마실

수 있다.

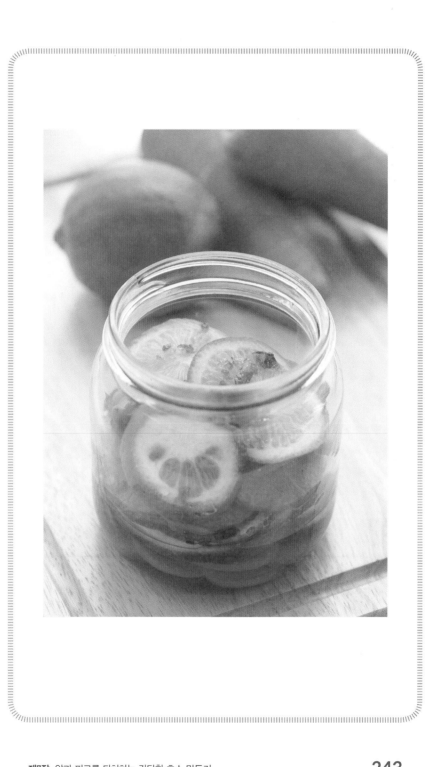

배 키위 효소

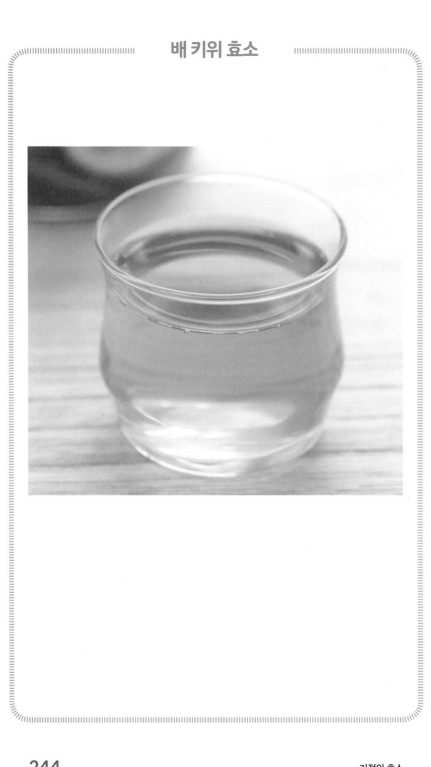

용기

① 깨끗한 유리병(만약 원료가 10킬로그램이라면 약 45리터. 원료의 약 4~5배 사이즈 용량의 유리병이 필요하다).

② 깨끗한 큰 쟁반(플라스틱 제품도 가능. 물 빠짐 구멍이 있어야 함).

재료

배 1개(약 200~300그램), 키위 약 10개(약 600그램 정도), 보통 크기의 레몬 4개, 설탕 적당량(설탕의 양은 만드는 사람의 기호에 따라 정할 것). 모든 재료의 손질 방법은 파인애플 효소와 동일하며, 껍질째로 얇게 썬다.

만드는 법

유리병 바닥에 우선 배와 키위를 한 층 깔고(얇게 썬 것), 슬라이스 한 레몬을 넣은 다음 그 위에 설탕을 뿌린다. 이 과정을 병의 8할이 될 때까지 반복하고 제일 위에 설탕을 뿌린다. 병 입구에 랩이나 거즈를 씌우고 끈이나 고무줄로 묶되 밀봉하지 않는다. 2주가 지나면 마실 수 있다.

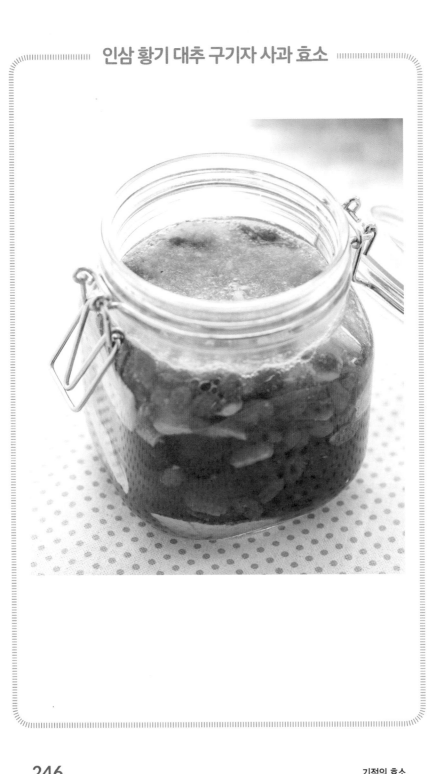

용기

800에서 1000시시 정도의 용량, 8할만 채운다.

재료

인삼 50그램, 황기 20그램, 대추 50그램, 구기자 50그램, 풋사과 3개(약 500그램), 올리고당 시럽 15티스푼(약 160~200시시). 사과는 겉에 흠이 없는 신선한 것을 고른다. 과일에 묻은 농약을 제거하기 위해 깨끗이 씻고 바람에 말린 후 껍질을 벗긴다. 유기농 사과를 선택하는 것이 더욱 좋다.

만드는 법

① 대추는 가르고, 인삼과 황기는 잘게 썬다. 풋사과는 깨끗이 씻어서 그늘진 곳에서 말리고 조각으로 잘라 주스로 만든다.

② 약재는 하나씩 병 속에 넣고 풋사과주스는 찌꺼기까지 병 속에 넣는다. 그런 다음 올리고당 시럽을 병의 8할까지 붓고 30일간 발효시킨다. 인삼, 황기는 뿌리줄기류 약재에 속하므로 한 달 동안 시간을 들여야 완전히 발효되고 효과를 볼 수 있다. 병 입구를 랩으로 밀봉한 후(혹은 먼저 비닐을 – 보통 비닐봉지를 잘라서 – 덮는다) 뚜껑을 덮는다. 만약 돌려서 뚜껑을 여는 병이라면 랩을 사용할 필요는 없다. 당분이 부족하다고 생각되면 2주 내에 효소가 아직 발효되지 않았을 때 설탕을 더 넣는다. 오래 보관할 효소일수록 당분을 많이 넣어야 효소의 변질과 악취를 방지할 수 있다.

종합 초본 한방 효소

천연식물(채소, 과일 및 초본 식물 포함)에서 추출해 생체공학 기술을 통해 발효시킨 효소 종합액은 현대인들이 효소를 보충하기에 매우 좋은 제품이다.

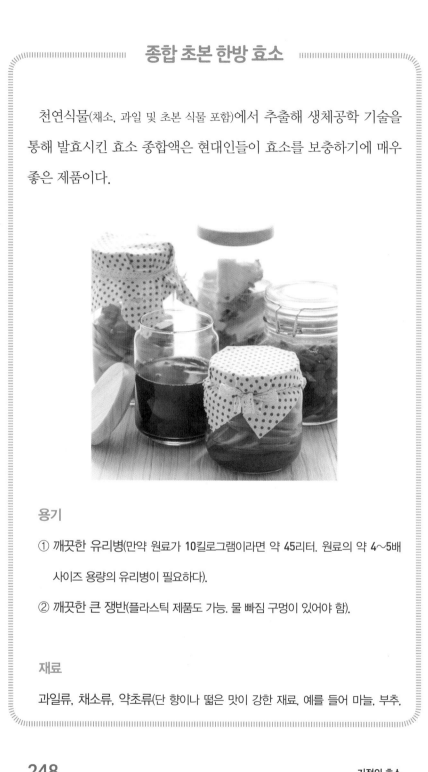

용기

① 깨끗한 유리병(만약 원료가 10킬로그램이라면 약 45리터. 원료의 약 4~5배 사이즈 용량의 유리병이 필요하다).

② 깨끗한 큰 쟁반(플라스틱 제품도 가능. 물 빠짐 구멍이 있어야 함).

재료

과일류, 채소류, 약초류(단 향이나 떫은 맛이 강한 재료, 예를 들어 마늘, 부추,

시금치, 양파, 우엉, 고추 등의 재료는 피한다), 갈색 덩어리 설탕이 가장 좋고 백설탕도 가능하지만 흑설탕 혹은 꿀은 사용하면 안 된다. 흑설탕이나 꿀을 사용하면 부패하기 쉽고 이상 발효를 일으켜 실패할 가능성이 높다. 숙성 기간은 빠르면 15일, 2개월에서 3개월 정도가 가장 이상적이다. 효소를 만드는 데 드는 수고와 비용을 고려하지 않으면 양조기간이 길어도 되고 짧아도 되는데, 길수록 좋다.

만드는 법

① 자신이 좋아하는 과일, 약초 혹은 채소 등의 재료를 준비한다. 재료를 깨끗이 씻고(여과된 청정수를 사용하되 수돗물을 사용해서는 안 된다. 손과 용기는 모두 청결을 유지한다) 큰 쟁반에 놓는다. 그런 다음 깨끗한 거즈를 덮어 준비한 재료의 물기를 충분히 뺀다.

② 유리병은 깨끗이 씻고 끓는 물로 한 번 덥히거나 끓는 물에 넣어 살균한 다음 병 입구가 밑으로 향하게 해서 수분을 완전히 말린다.

③ 손을 충분히 깨끗이 씻은 다음 과일 혹은 채소는 껍질째 얇게 썰고, 약초와 갈색 덩어리 설탕을 교대로 한 층씩 유리병 속에 넣는다(재료 한 층, 갈색 덩어리 설탕 한 층, 다시 재료 한 층 이렇게 설탕을 다 넣을 때까지 한다). 그런 다음 양조식초를 한 병 넣고 뚜껑을 덮는다. 단 가스가 폭발하지 않도록 너무 꽉 닫아서는 안 된다. 매일 손에 비닐장갑을 끼고 병 속의 내용물을 충분히 저어 준다(일주일 동안 계속해서 저어 주도록 한다).

소맥 효소

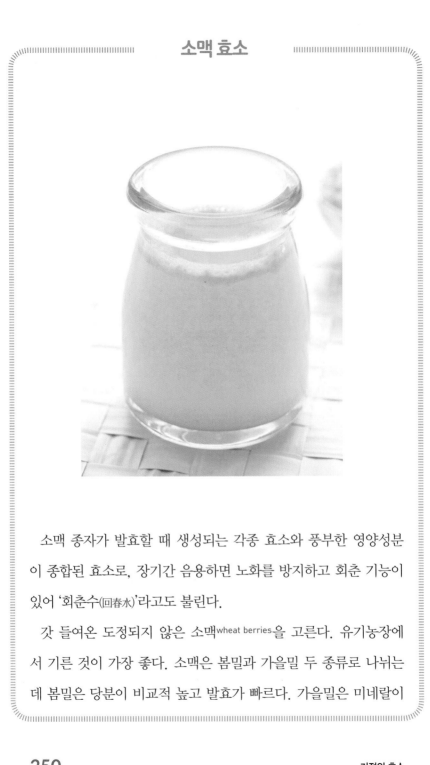

　소맥 종자가 발효할 때 생성되는 각종 효소와 풍부한 영양성분
이 종합된 효소로, 장기간 음용하면 노화를 방지하고 회춘 기능이
있어 '회춘수(回春水)'라고도 불린다.

　갓 들여온 도정되지 않은 소맥wheat berries을 고른다. 유기농장에
서 기른 것이 가장 좋다. 소맥은 봄밀과 가을밀 두 종류로 나뉘는
데 봄밀은 당분이 비교적 높고 발효가 빠르다. 가을밀은 미네랄이

높고 영양이 비교적 좋은 편이지만 발효가 늦은 편이다. 각각 장점이 있으므로 둘 중 한 가지를 고르면 된다. 소맥 한 컵(약 200그램)으로 매일 4잔 마실 수 있는 회춘수를 만들 수 있다.

우선, 소맥을 깨끗이 씻어 유리병 혹은 사기대접에 넣고 하룻밤 물에 담가 둔다. 이때 여과된 물을 사용해야 한다는 점에 주의한다. 수돗물에는 오염물질이 너무 많아서 발아와 발효과정을 방해한다. 회춘수 만들기에 실패(예를 들어 악취)하는 원인은 수질에 문제가 있기 때문이다.

둘째 날, 소맥을 담가둔 물을 따라 버리고 '뚜껑 혹은 접시'를 이용해 가볍게 입구를 덮는다. 발아하고 이틀이 지나면(발아의 길이는 대략 1센티미터 정도) 두 배의 물을 붓고(즉, 발아한 소맥 한 컵에 물 두 컵) 섭씨 25도 정도의 실온에 보관한다. 24시간이 지나면 바로 마실 수 있다. 다시 물을 한 컵 붓고 24시간 기다리면 또 마실 수 있다. 세 번째로 물을 한 컵 넣어 음용한 후 남은 소맥은 효모 발효의 원료나 퇴비로 쓰면 된다.

회춘수를 만드는 이상적인 온도는 섭씨 25도로, 너무 차거나 따뜻하면 안 된다. 기온이 너무 높을 때는 시간을 단축시켜 대략 20시간 정도 담가 두었다가 마시도록 한다. 너무 추운 지역에서는 전등과 함께 상자에 넣어두거나 두꺼운 담요를 덮는 등 보온을 해주어야 한다.

회춘수는 맛이 좋고 시원하다. 간혹 약간 신맛이 날 수도 있지만 절대 악취는 나지 않는다. 만약 소맥 자체에 문제가 있는 경우, 예를 들어 방사 처리를 하거나 물이 오염되었을 경우에는 자연발효가 되지 않고 부패한다. 이러한 상황에서는 비료로만 쓸 수 있다. 이럴 때는 소맥을 바꾸거나 여과된 물, 생수 등으로 다시 만들어 보도록 한다.

회춘수에는 꿀을 넣으면 안 된다. 꿀은 당분 함량이 매우 높기 때문에 회춘수에 들어 있는 살아 있는 효모에 의해 발효되어 위장 안에서 맥주가 형성될 수 있다. 당분이 높은 재료는 가미하지 않는 것이 가장 좋다.

회춘수에는 소맥 자체에 함유되어 있는 비타민E 외에도 비타민C, 풍부한 비타민B군(B12 포함)과 효소가 들어 있다. 비타민B12는 동물성 식품에만 함유되어 있기 때문에 채식주의자들에게는 비타민B12가 부족한데 소맥 효소를 마시면 이를 보충할 수 있다.

발아미

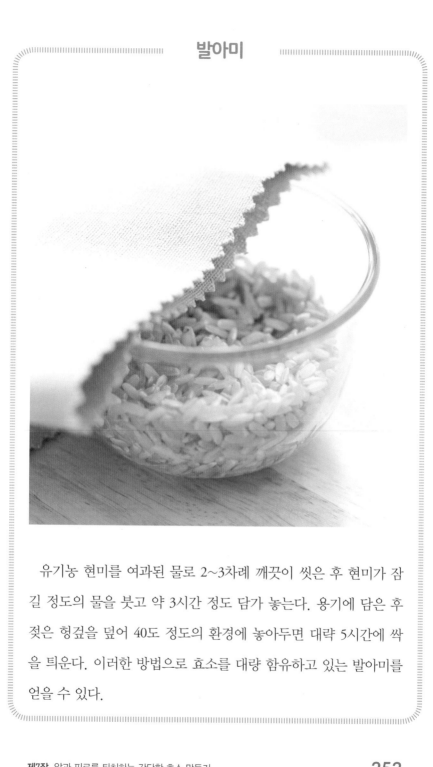

유기농 현미를 여과된 물로 2~3차례 깨끗이 씻은 후 현미가 잠 길 정도의 물을 붓고 약 3시간 정도 담가 놓는다. 용기에 담은 후 젖은 헝겊을 덮어 40도 정도의 환경에 놓아두면 대략 5시간에 싹 을 틔운다. 이러한 방법으로 효소를 대량 함유하고 있는 발아미를 얻을 수 있다.

현미 효소

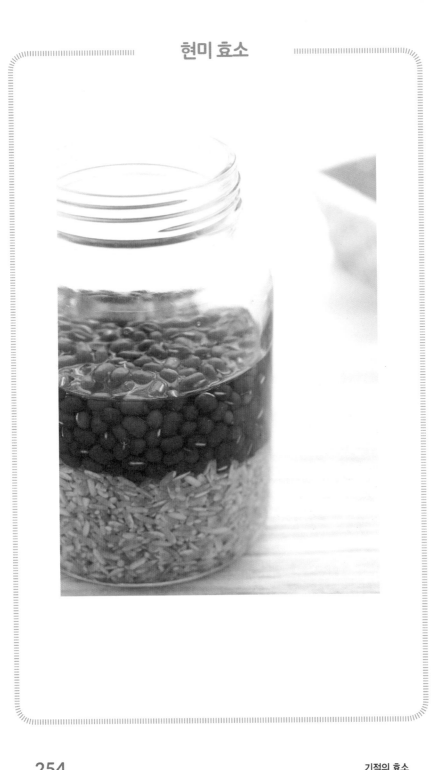

만드는 법

현미 600그램, 팥 50그램 정도, 천연염 1작은술을 용기 속에 넣고 내용물이 완전히 잠길 정도로 여과된 물을 붓는다. 그런 다음 한 바퀴에 2초 정도의 속도로 젓는다. 즉 그릇에 거품이 생길 정도로 시계 방향인 오른쪽으로 8분 정도 저어 준다. 이 동작은 현미 효소 만들기의 성공을 좌우할 정도로 매우 중요하다. 에너지 의학적인 관점에서 보면 오른쪽으로 저어 주는 동작을 통해 기와 인체에 유리한 에너지를 불어넣을 수 있다. 만약 시계 반대 방향인 왼쪽으로 젓거나 이러한 과정을 생략하면 발효가 이루어지기 어렵고 재료의 부패를 초래한다.

이어서 현미를 전기밥솥에 넣어 일반적으로 밥을 지을 때보다 물을 조금 더 부어 익힌다. 알맞게 익으면 보온 상태를 유지한다. 그런 다음 매일 한 번씩 위아래로 뒤섞어 주고 3일 후에 먹기 시작한다. 매일 1∼2차례 끼니로 먹는다. 냉동 보존도 가능한데 해동할 때는 반드시 자연 해동시키도록 한다. 고온을 거치면 대부분의 효소는 파괴되지만 효소에 의해 분해된 원료의 영양성분은 쉽게 인체에 흡수된다. 저분자 단백질 및 올리고당 등의 함량이 높은 현미 효소는 볶음밥, 죽 및 카레라이스로 조리해 먹어도 좋다. 혹은 도시락이나 생선초밥을 만들어도 된다.

현미 효소는 영양이 풍부할 뿐만 아니라 변비를 개선시키고 피부를 매끄럽게 한다. 또한 오십견으로 인한 통증을 방지하는 효과가 있다.

가수(加水) 효소

재료

과일 600그램, 설탕 600그램, 물 1200시시, 요거트균(혹은 캐피어^{Kefir}균) 2포(4그램), 유리용기 1개

만드는 법

① 설탕과 물 1200시시를 펄펄 끓인 다음 식힌다(당도는 30~35퍼센트로 조절한다).

② 과일은 껍질을 벗겨 씨를 빼고(먹지 못하는 부분을 제거) 설탕물 일부와 함께 믹서에 넣고 간다.

③ 유리용기를 깨끗이 씻어 말린 후 모든 재료를 넣고 골고루 섞어 준다. 병 입구는 너무 꽉 닫지 말고 놓아둔다. 약 1개월 발효시키면 먹을 수 있다.

　가수 효소를 만들 수 있는 원료에는 파인애플, 로젤, 푸른 매실, 사과, 호박, 키위, 그린파파야, 포도, 토마토, 금귤, 레몬, 복숭아, 만다린 오렌지, 오디, 리치, 용안, 유자, 자몽, 스타프루트 등이 있다. 만약 다양한 종류의 과일 효소 재료를 원한다면 비율을 조정하면 된다.

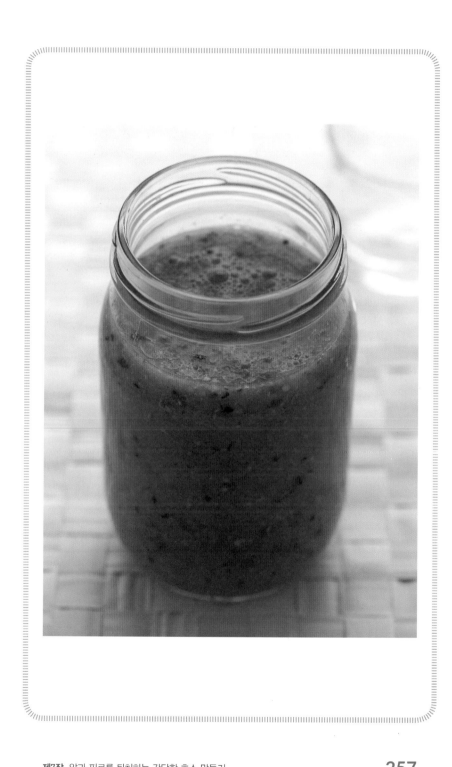

열 가지 과일 효소

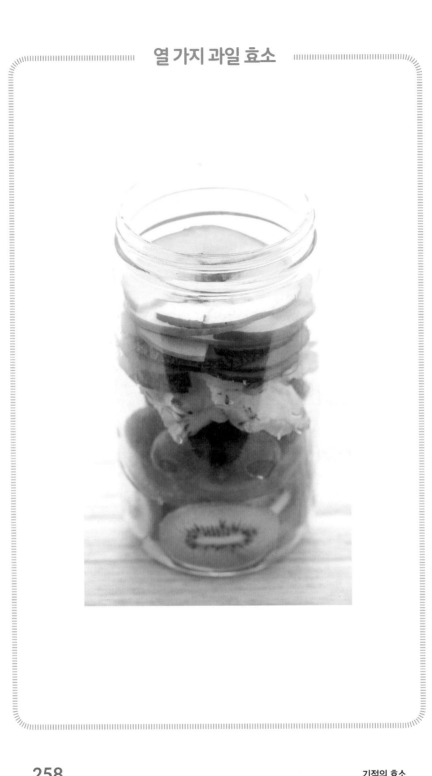

열 가지 과일

▶ 비트 뿌리 2개

▶ 사과 1개

▶ 키위 3개

▶ 포도 20알

▶ 파인애플 1개(꼭지와 끝을 자른 것)

▶ 붉은 용과 2개(꼭지와 끝을 자른 것)

▶ 그린파파야 1개(씨는 제거)

▶ 토마토 2개

▶ 아보카도 1개(씨는 제거)

▶ 적설탕 900그램

▶ 흑설탕 900그램

▶ 벌꿀 600그램

만드는 법

끓여서 식힌 물 혹은 생수에 설탕, 벌꿀 등을 넣고 병 입구까지 붓는다. 제조과정에서 물을 더 첨가하면 안 된다. 재료를 전부 넣어 21일 동안 담가 둔다.

병 입구는 9겹의 랩으로 봉하되 팽창할 여분의 공간을 넉넉히 남겨 두어야 한다. 약 3주 동안 발효시키고 나면 내용물을 걸러내 과일주가 되는 것을 방지하도록 한다.

슈퍼 흑초 효소

이는 특정 효소가 산성 환경에서 활성화되는 원리를 이용한 것이다. 반드시 순수 양조방식으로 만들어진 1년 이상 된 흑초를 사용해야 하고, 풍부한 아미노산 및 구연산 등이 함유되어 있어야 한다. 이러한 흑초를 사용해야만 슈퍼 흑초 효소를 얻을 수 있다.

재료

흑초 350밀리리터, 말린 매실 2개, 5센티미터로 자른 젖은 다시마 2장, 고추 2개 및 생강 2조각

깨끗하게 씻은 적당한 크기의 병에 재료를 넣고 흑초를 붓는다. 직사광선이 비추지 않는 그늘지고 서늘한 곳에 약 1~2일 놓아두면 된다.

완성된 슈퍼 흑초 효소는 희석시켜 마셔도 되고, 샐러드에 뿌려 먹거나 간장과 섞어 찍어 먹는 소스로 활용할 수 있다. 고대 중국의 양생 수도자들의 장수 비결 중 하나인 슈퍼 흑초 효소는 장기간 복용하면 건강에 유익하다.

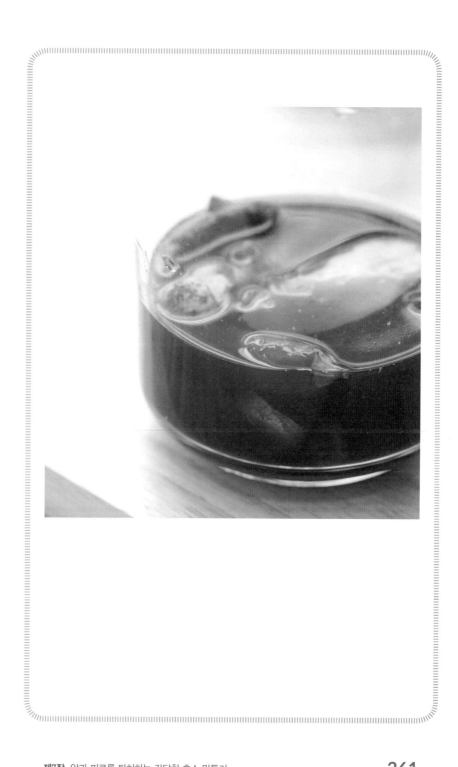

다이어트용 효소 주스

다이어트를 하려는 사람은 효소가 함유된 과채 주스를 장기간 마시면 매우 좋은 효과를 볼 수 있다. 단 자신의 증상에 맞는 적절한 재료를 사용해야 한다.

전신이 비만인 사람

과채효소 주스를 만드는 방법에는 두 가지가 있다. 하나는 수박 약 5분의 1개(약 200~300그램), 토마토 2개(1개 당 약 50그램)를 이용한 주스다. 수박은 껍질과 씨를 제거한 후 적당한 크기로 자르고, 토마토는 얇게 썬다. 물을 넣지 말고 두 재료만 섞어 주스로 만든다. 이 주스에 함유된 효소는 장기간 복용하면 지방을 제거해 준다.

다른 하나의 과채효소 주스 재료는 중간 크기의 오이 1개(약 100그램. 껍질은 벗기지 말 것), 무 1개(두께는 5~6센티미터, 약 200그램. 껍질을 벗기지 않은 것), 키위 반 개(약 20그램)다. 키위는 먼저 껍질을 벗기고 다른 재료도 적당한 크기로 자른 다음 주스로 만들어 마신다(물은 넣지 않음).

하체 비만인 사람

재료는 아보카도 반 개(약 30~40그램), 참외 6분의 1개(약 10그램), 시금치 반 다발(약 5그램)이다. 아보카도와 참외는 껍질과 씨를 제거하고 얇게 자른 후 모든 재료를 섞어 주스로 만들어 마신다(물은 넣지 않음).

부분 비만인 사람

두 가지 방법이 있다. 첫 번째 방법의 재료는 키위 1개(약 40~50그램 정도. 껍질은 벗김), 파인애플 4분의 1개(약 100그램 정도. 껍질은 벗김), 무 200그램(두께는 약 5~6센티미터)이다. 모든 재료를 섞어 주스로 만들어 마신다.

두 번째 방법의 재료는 바나나 1개(약 10~15그램), 당근 1개(약 50~100그램. 껍질은 벗기지 말 것)이다. 바나나는 껍질을 벗기고 10~20시시의 물을 섞어 주스로 만들어 복용한다.

효소 마스크 팩

재료

밀가루(약 100그램. 강력분, 중력분, 박력분 모두 가능). 앞서 소개한 슈퍼 흑초 효소에 레몬즙을 소량 넣어 재료를 골고루 섞은 후 얼굴에 바른다.

사용법

얼굴에 바르고 10~15분이 지나면 화장솜에 찬물을 적셔 마스크 팩을 제거한다. 부드러운 마른 헝겊으로 얼굴의 물기를 닦아낸 다음 소염 화장수를 바른다. 필요한 경우에는 뾰루지용 크림을 바른다(일주일에 1~2회).

효과

효소는 물질을 분해하는 기능이 있기 때문에 피부의 더러움을 제거하고, 재생을 촉진한다. 그러므로 뾰루지가 난 피부를 관리하는 데 적합하다.

기적의 효소